GRANULATIONS ET CATARRHES DES TISSUS NASO-GUTTURAUX

LES MALADIES CHRONIQUES

DE LA

GORGE ET DE LA VOIX

HYGIÈNE ET TRAITEMENT

PAR

Le Dr P.-G. FARGES

De la Faculté de médecine de Paris,
Ancien médecin de l'hôpital du Luxembourg et de l'hospice des Irlandais,
Médecin consultant aux eaux de Cauterêts.

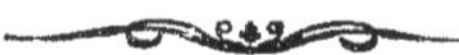

PARIS
Anc. librairie GERMER BAILLIÈRE et Cie,
FÉLIX ALCAN, ÉDITEUR,
108, boulevard Saint-Germain, 108.

PAU
CAZAUX, LIBRAIRE-ÉDITEUR,
Succursale à Cauterêts,
1, rue de la Raillère, 1.

1884

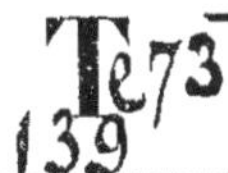

LES MALADIES CHRONIQUES

DE LA

GORGE ET DE LA VOIX

HYGIÈNE ET TRAITEMENT

DU MÊME AUTEUR :

La leucorrhée. Un volume in-8.

Éruptions, granulations et ulcérations des organes sexuels de la femme ; traitement classique et thermal. Un volume in-8.

GRANULATIONS ET CATARRHES DES TISSUS NASO-GUTTURAUX

LES MALADIES CHRONIQUES

DE LA

GORGE ET DE LA VOIX

HYGIÈNE ET TRAITEMENT

PAR

Le Dr P.-G. FARGES

De la Faculté de médecine de Paris,
Ancien médecin de l'hôpital du Luxembourg et de l'hospice des Irlandais,
Médecin consultant aux eaux de Cauterêts.

PARIS
Anc. librairie Germer Baillière et Cie,
Félix ALCAN, éditeur,
108, boulevard Saint-Germain, 108.

PAU
CAZAUX, libraire-éditeur,
Succursale à Cauterêts,
1, rue de la Raillère, 1.

1884

AVANT-PROPOS

UN MOT SUR LES MALADIES CONSTITUTIONNELLES

Les individus dont la muqueuse gutturale est granuleuse sont, pour la plupart, entachés d'un vice organique.

Scrofuleux, c'est-à-dire conservant au delà de la période accoutumée ces tissus tendres, gorgés de sucs, *aptes à la suppuration*, qui caractérisent le premier âge, et, sous ce rapport, on peut dire qu'ils gardent plus ou moins, à l'état d'homme, les attributs de l'enfance, comme on le dit du moral.

Ou, inversement, ils reçoivent l'aptitude à fixer dès la naissance une proportion anormale de principes excrémentitiels qui, par cela même qu'ils devraient être éliminés et ne l'ont pas été, constituent pour le corps des éléments morbides. Telles sont les combinaisons organiques de l'acide urique dont l'effet le plus connu est la goutte. Il y a donc chez l'enfant ainsi doué un état de caducité précoce, comme chez l'homme qui garde les tissus spongieux un état prolongé de l'enfance.

Ces deux façons pathologiques d'être, ces *diathèses* peuvent durer et durent, en général, toute la vie, variant seulement et déplaçant leurs manifestations de la surface à la profondeur des tissus, selon leurs points faibles. Chez les uns, c'est la peau, ce sont les *dartreux ;* chez les autres, ce sont les membranes séreuses qui enveloppent les viscères et doublent les cavités du cœur, des vaisseaux et des articulations ; or, comme celles-ci révèlent des symptômes plus apparents et plus sensibles, on a étendu le nom de la partie lésée' à l'organisme tout entier, ce sont les *arthritiques dont les tissus suppurent difficilement.*

Les mélange et métissage de ces servitudes pathologiques constituent l'*herpétisme*, mot qui doit traduire l'*imprégnation uratée du corps*, mais qui ne définit pas ses localisations.

Les travaux de Garrod, de Charcot et Cornil, de Bence Jones et Bramson, de Lobstein et de Gigot-Suard en font foi.

Outre les concrétions classiques bien connues, Garrod a rencontré des dépôts blancs d'urate de soude jusque dans la membrane superficielle de l'œil; Bence Jones, dans la paroi des tubes bronchiques; M. Guéneau de Mussy a décrit une sorte de gravelle pharyngienne; cette matière uratée se retrouve dans les exhalations de lésions cutanées et muqueuses, et Gigot-Suard, en l'injectant dans le sang, aurait reconstitué les mêmes lésions tégumentaires de l'homme et le cancer dans le chien. Enfin, le Dr Rommelaere, de l'Académie de Belgique, a constaté une diminution de l'urée dans l'urine des cancéreux.

On comprend que par les progrès de l'âge ces sels pénètrent et tendent de plus en plus à épaissir, à dessécher les tissus.

Voilà comment l'homme, en général, commence en scrofuleux, évolue et finit en herpétique.

Cette doctrine conforme aux données de l'anatomie pathologique et de la physiologie est la seule qui puisse satisfaire un esprit rigoureusement scientifique. Hors de là, toutes les théories de l'herpétisme ne sont qu'un *caput mortuum* où l'on fait entrer pêle-mêle les types les plus hypothétiques, les plus contradictoires.

LES MALADIES CHRONIQUES

DE LA

GORGE ET DE LA VOIX

ÉTIOLOGIE DES CATARRHES CHRONIQUES NASO-PHARYNGO-LARYNGÉS.

La plus commune, la plus déterminante des influences est celle de la voix articulée ou chantée : l'air inspiré pour la produire l'est largement et coup sur coup par la bouche ; il ne peut s'y attiédir, y déposer ses poussières irritantes comme au travers des couloirs du nez, des replis de sa muqueuse plus ou moins tapissés d'un mucus isolant, anfractueux, tamisant la couche d'air, la passant en quelque sorte au crible et l'écoulant ainsi insensiblement au pharynx, à peu près dans un équilibre thermique.

Donc rien de tel ou plutôt effet inverse de l'aspiration buccale. C'est une projection soudaine et directe de l'air sur les membranes de la gorge; projection répétée, accélérée selon les exigences du débit ou du chant; succession prolongée de coups de piston froids, analogues à ceux de la douche, sur des organes portés intérieurement et bien vite à leur plus haute température par leurs efforts et par l'afflux du sang. Mais ce manque de mesure a aussi tous les fâcheux effets des percussions de la douche alternant des températures extrêmes sans coup férir et longtemps : congestion, accablement, peu à peu tuméfaction des tissus et enfin irritation chronique.

Ce qu'on est convenu d'appeler l'air chaud, celui de nos appartements, ne l'est jamais, du moins dans nos pays, par rapport à la température de 36 degrés 1/2 de notre corps. D'ailleurs, si l'action d'un air tiède est moins promptement défavorable aux tissus gutturaux, elle arrive néanmoins par le même mécanisme à les dessécher.

Or, refroidie ou desséchée, la nappe glandulaire réagit en sécrétant à l'excès et se défend ainsi de toutes ces atteintes d'air et de poussières.

De cette sorte, les glandes acquièrent progressivement, avec une dilatation exagérée, une activité devenant par l'habitude presque une fonction. Je serais tenté de la comparer, si ce n'était point par trop vulgaire, à l'hypersécrétion lactifère créée artificiellement.

Décider si la parole irrite et fatigue plus que le chant est impossible dans un sens absolu. La question de durée prime toutes les autres.

A durée prolongée mais égale, un chant soutenu, *mezza voce*, exempt de vocalise, sobre, en un mot, fatigue moins que la gymnastique de la parole, en exigeant une moins rapide succession d'aspirations d'air et un jeu moins varié d'articulations et d'adaptations phonogènes de l'instrument de la voix.

Tous les prêtres que j'ai connus m'ont déclaré être beaucoup plus fatigués par le chuchotement du confessionnal que par le chant et le prêche. Toute la membrane pharyngo-laryngée est, à la suite de ce parler bas, desséchée, pleine de picotements et souvent brûlante ; de cette sensation naît une toux âpre et déchirante parfois.

Il n'est pas de peu d'importance de faire entrer en ligne de comparaison les conditions de milieu et d'espace où s'exercent la parole et le chant.

Ils ne se produisent pas également bien en plein air, dans la pièce intime où l'on cause d'habitude, un salon, un prétoire, une église, un théâtre, une salle de classe, un amphithéâtre d'enseignement. Sans parler des conditions d'acoustique, la disposition d'un auditoire, sa qualité influencent le déploiement de la voix. D'autre part, l'habitude acquise ou naturelle, l'expérience, l'art savent atténuer bien des défauts, tirer parti de minces avantages.

Mais il n'est pas d'accoutumance possible à une atmosphère chargée de poussière, de molécules de gaz, et conséquemment aux rayonnements, aux exhalations des poêles et calorifères d'appartement.

Même des corps pulvérulents inertes irritent la gorge en la desséchant, à plus forte raison les irritants véritables.

Leur action est souvent même hors de proportion avec leur quantité, réduite, comme pour le poivre, à d'imperceptibles molécules, et pour le tabac, à ce qu'il y a de plus insaisissable, à de la fumée. L'angineux, dont la sensibilité est encore délicate, parce qu'il a su s'en priver, peut éprouver même de la fièvre, quand par hasard il en aura fait usage ; j'en connais, agités, sous ces influences, jusqu'à l'insomnie, et leur fièvre se traduit par d'intenses et accélérés battements artériels ; en même temps, gorge chaude, tuméfiée, engluée, soif ardente. Comme les autres appareils et tissus organiques sont indemnes, ce désordre n'est rien autre que le retentissement guttural.

Je citerai encore à l'appui cette erreur d'un pharmacien, relatée par Lasègue : au lieu de teinture, il se servit de poudre de capsicum et diminua beaucoup la dose de l'excipient. Résultat : violente exacerbation gutturale qu'il fallut longtemps combattre. Le sujet qui souffrit à ce point de l'erreur était goutteux, il est vrai, mais il est peu ou peut-être point d'héritages de gens du monde qui ne se compliquent de goutte ou de dartre, diathèse non moins *exaspérable* que la goutte.

Parmi les aliments ordinaires, je signalerai comme absolument mauvais, c'est-à-dire irritants, les fritures, les mets rissolés, le beurre noir des restaurants surtout, mélange de tous les acides développés et créés par les cuissons répétées des corps gras, aiguisés encore, pour toucher des palais blasés, de vinaigre acétique ; les conserves au vinaigre et même les fruits frais acides ; les sucreries de toutes sortes en excès, par leur transformation acide opérée dès l'entrée des premières voies ; les salaisons et l'abus de sel ; les crucifères, cressons, radis, raiforts, etc., dans lesquels les sols et les cultures ont développé une saveur brûlante et âcre. Si l'on mettait en doute leur action, dont j'apprécie communément les fâcheux effets, je demanderais : celui dont la peau est affectée, au moindre contact irritant, d'éruptions, de lésions diverses, ne craindrait-il pas d'y appliquer ces corps gras rancis et acidifiés, du vinaigre, des sels, de la poudre et du jus de tabac, en outre de les appliquer en frictions ?

Que sont en effet les mouvements répétés de déglutition, sinon une succession de frottements des membranes ?

Et cependant le même individu, si justement timoré pour sa peau, n'hésitera point à ingurgiter ces substances sans souci de la délicatesse infiniment plus susceptible de ses muqueuses.

Si le vin pur et les alcools même de bon aloi sont irritants, que ne doit-on pas craindre des mélanges invraisemblables sortis des entrepôts et en général de toutes les préparations alimentaires du commerce ?

Je mentionnerai particulièrement les fromages ; pour les angineux, les meilleurs ne valent rien.

Je ferai une place tout à part à l'influence du café au lait, car je ne sais à vrai dire comment l'expliquer, mais il est peu de muqueuses splanchniques qui y échappent. Velpeau, qui avait remarqué combien il exagérait les flueurs blanches, le proscrivait aux femmes leucorrhéiques ; l'estomac le supporte mal, il le surcharge et l'échauffe ; il est indigeste, donne de la diarrhée, fait apparaître les hémorrhoïdes avec du catarrhe rectal ; je l'ai vu provoquer et aggraver le catarrhe vésical, le compliquer de cystite et tuméfier la prostate devenue douloureuse. De même la gorge s'échauffe, sécrète, est beaucoup plus engluée par son usage (1).

La nocivité directe de tous les irritants appliqués à la gorge est indéniable; ils ont une autre façon d'agir :

Que font en effet tous les irritants possibles ?

Ils développent un excès de circulation et, par conséquent, de température, donc ce conflit de chaud et de froid et tous les effets étudiés plus haut. L'acte de fumer transforme la gorge en véritable calorifère et les appels d'air froid opérés par la bouche, même celui tamisé par le nez, très au-dessous de la chaleur gutturale, sont pour les tissus une constante épreuve, funeste, plus d'une fois, aux voies aériennes menacées.

L'orateur, le chanteur qui usent de ces irritants mettent donc, et à coup sûr, quelques mauvaises chances de plus dans l'enjeu qui est la voix.

L'action du tabac est d'ailleurs bien jugée, et ceux qui en usent n'en sont plus à compter avec les maux qu'ils subissent et imposent.

En dépit de l'immunité que l'âge avancé donne à la gorge, un des cas d'angine les plus remarquables dont ait été témoin le Dr Guéneau de Mussy, était celui d'un vieillard qui faisait du tabac à priser un usage immodéré.

Étudions l'influence des variations atmosphériques et des climats. La membrane qui tapisse la gorge et les premières voies respiratoires est essentiellement hygrométrique. L'humidité froide l'imprègne, la tuméfie ; je citerai comme vulgaire exemple celle du nez, si tributaire de l'inconstance de l'air. L'énorme développement des glandules du pharynx, décrit par Luschka, Voltoliné, Meyer, sous le nom d'hypertro-

(1) Je ne finirai pas le procès de ce détestable mélange sans faire remarquer encore qu'il aggrave singulièrement les maladies de peau, amoncelle le pityriasis au cuir chevelu, le dissémine à la face ; redouble les sécrétions de l'eczéma, fait récidiver l'herpès, multiplie l'acné, la suscite chez les organisations qui ne la connaîtraient pas autrement; enfin, aiguillonne tous les prurits : du lichen, de l'urticaire, etc. Beaucoup de blennorrhées sont entretenues par son usage, et il réédite à merveille la blennorrhagie à l'état aigu.

phie de la tonsille pharyngienne, est très répandu dans l'Allemagne du Nord et plus commune encore en Danemark, pays plats, émergeant à peine de l'eau et presque constamment ensevelis dans la brume.

J'établis une distinction capitale entre l'air humide froid et même tiède et le froid sec. Celui-ci, stimulant la circulation et les échanges nutritifs, aide au maintien de l'équilibre organique, de la santé, en un mot. D'autre part, l'altitude atténue les inconvénients de l'humidité. Depuis longtemps j'ai éprouvé sur moi-même les différences des brouillards des montagnes et des basses plaines, surtout du bord des fleuves ou des eaux stagnantes. Autant ceux-ci sont nuisibles, autant on traverse impunément les premiers; la faible pression des altitudes rend l'action hygrométrique toute superficielle ; la lourde pression d'une basse atmosphère nous pénètre profondément de son humidité. J'ai chaque année des preuves que les brouillards du Tage affectent des organismes qui s'accommodent de ceux des Pyrénées. Les climats du nord-ouest, ceux que le voisinage de nappes d'eau, de marais placent dans des conditions peu hygiéniques, pourvoient surtout nos thermes. Même dans des contrées méridionales, une anémologie instable est toujours à craindre. Nice, Valence, Lisbonne sont les villes où l'on tousse le plus.

En dehors de ces conditions atmosphériques générales, analysons celles que réalisent la vie privée et l'existence en commun.

Celui qui vit dans une chaude atmosphère encourt tous les dangers des transitions brusques de températures inverses et perd chaque jour de sa résistance au froid; l'exposition même momentanée aux courants d'air filtrés par les interstices d'une croisée, d'une porte, soustrait à sa circulation languissante de notables portions de calorique. Ne suffit-il pas à certaines personnes d'y demeurer un instant pour éternuer, avoir un coryza ou un catarrhe guttural? C'est surtout chez soi qu'on en court le risque, en sortant de son lit, en passant de sa chambre à sa salle à manger, au salon, et plus souvent au coin du feu, point où convergent les échanges d'atmosphère.

L'erreur des gens du monde est de se figurer que le froid n'est pernicieux à la gorge que lorsqu'elle en ressent directement l'influence. On peut avaler ou même laisser fondre dans sa bouche un morceau de glace impunément, en général; or, qu'une portion du corps, si minime et éloignée qu'elle soit de la gorge, les pieds par exemple, éprouve une sensation de froid même passagère, à plus forte raison si c'est un point de la région dorsale, il n'en faut pas davantage pour que le redoublement de catarrhe chronique, la toux, le coryza, souvent une angine aiguë se déclarent. Il n'est même pas besoin d'un froid accusé, mais d'un abaissement modéré de température pour rompre l'équilibre thermique avec l'organisme.

La gorge, je parle de celle déjà éprouvée, n'est pas seule frappée par ces coups indirects; elle ne fait que partager avec tous les organes et tissus prédisposés ou déjà en souffrance cette pénible sujétion. Le cœur, les bronches, les poumons, la plèvre, les articulations, l'utérus, la peau enfin exonérés mais non indemnes, seront passibles des mêmes répercussions; l'organe le plus compromis sera le plus susceptible, partant le plus affecté, et généralement aussi son atteinte sera la sauvegarde des autres. Il y a dans tous ces cas comme un refoulement du sang du point refroidi, où les tissus se contractent, vers le point lésé qui se congestionne. Mais souvent aussi c'est de ce point que rayonnera le mal; que de fois un coryza dégénère en bronchite, et réciproquement une bronchite se termine en rhume de cerveau. Je connais tels malades si bien habitués à ces déplacements qu'ils commencent déjà à soigner leurs bronches dès le début du catarrhe nasal.

Je ne sais s'il n'est pas permis de voir dans cette influence du froid, et surtout dans ces migrations, l'habitus de la diathèse arthritique sévissant sur les muqueuses.

La dartre aussi se prête à ces extensions; mais il y a entre les deux diathèses ce caractère différentiel que la dartre gagne sans abandonner ses premières conquêtes, tandis que généralement l'arthritis rend aux premiers tissus atteints leur liberté lorsqu'il en entreprend de nouveaux.

Les termes : *déplacement*, *extension*, différencient chaque type.

D'autre part, l'éveil est souvent donné à ces diathèses par les mets excitants et copieux dont fait usage le reclus pour réchauffer et stimuler son organisme engourdi dans l'inaction. C'est ainsi qu'après avoir facilité l'accès du rhumatisme par une sensibilité rendue de plus en plus exagérée au froid, extériore la dartre par l'abus des irritants, il crée de toutes pièces les éléments de la goutte. Il n'est pas toujours facile de se soustraire à cet enchaînement de fautes. Ce sont des écueils communs à nombre de pratiquants de la vie confinée à haute température.

Dans ces conditions défavorables, l'homme doit réduire la quantité de ses aliments proportionnellement à l'insuffisance d'oxygénation et supprimer presque le repas du soir ; fréquemment la chaleur de l'estomac, ses rapports acides, la flatulence, les digestions laborieuses, les urines épaisses du matin prouvent ce qu'a de défectueux le régime. A la campagne, l'appétit, les digestions faciles, même d'une surcharge d'aliments, témoignent de l'importance d'une pure et libre atmosphère.

Il doit encore opérer une gymnastique quotidienne, mettre en jeu tous ses muscles, entretenir leur souplesse, accélérer ainsi la circulation, l'oxygénation par conséquent.

L'état mauvais de l'estomac se reflète à la gorge qui n'est en somme que son orifice.

L'insuffisance d'air et de mouvement annihile les fonctions épuratrices de la peau ; dans sa trame stagne un excès de produits excrémentitiels, facteurs de ses maladies.

On voit comment l'aération réduite ou viciée et portée à une trop haute température nous ramène, par l'état défectueux des voies digestives et de la peau, à la causalité directe des maladies pharyngo-laryngées.

Si, par un raffinement d'occlusion et de chauffage, certains individus échappent aux sensations de froid ils expient chèrement cet éphémère bien-être. La lymphe prime le sang; la graisse, cette végétation la plus pauvre de l'organisme, l'envahit et la surcharge; les muqueuses se décolorent, se boursoufflent et se granulent; les catarrhes apparaissent, selon les prédispositions individuelles, à la vessie, aux bronches, à l'utérus et à la gorge. Je ferai remarquer enfin que, dans un air trop chaud, la respiration peu stimulée et faiblissant ne peut fournir à la voix l'ampleur soutenue, la flexibilité et l'éclat; vite on perd haleine.

Le chant monotone et traînant des populations des tropiques tient peut-être moins à la nonchalance de leur nature qu'à celle du jeu des poumons.

Aujourd'hui, qu'on emprunte bien à contre-sens aux coutumes d'un autre âge celle de tendre les appartements d'une masse de tentures, on ne songe point que les anciennes habitations offraient aux poumons un air sans cesse renouvelé par le tirage de vastes cheminées, et, au corps lui-même, un parcours suffisant pour entretenir l'hygiène du mouvement; c'était une suite de pièces mises en communication par de simples tapisseries soulevées. La vie d'ailleurs se passait presque entièrement au dehors, dans les exercices violents de la chasse ou de la guerre.

C'était celle, dira-t-on, des privilégiés de la fortune! Aussi quelle misère organique, quelle mortalité parmi les autres!

Les conditions que réalise l'habitation moderne sont en général au rebours de celles d'autrefois, et son luxe de précautions ne réussit point.

Le Dr Bennet (de Menton), parcourant un district des montagnes Nord de l'Écosse, fut frappé de la vigueur de la population, contrastant avec ses misérables huttes ouvertes à tous les vents; et, plus loin, comme il complimentait le propriétaire terrien sur le confort de demeures nouvelles : Je vous ferai remarquer, répondit celui-ci, que les maladies, rares là-bas, abondent ici. Avec le calfeutrage, l'air pur n'y était plus.

Les réunions ont le danger énorme d'établir entre sains et malades une solidarité morbide par un incessant échange d'expirations pulmonaires de toutes sortes.

La vie de famille, elle-même, devient source empoisonnée quand un phtisique la partage. L'hérédité de maladie procède le plus souvent de l'hérédité de milieu.

Les poussières mélangées des germes expirés, des sécrétions desséchées, par conséquent celles que l'on soulève à chaque instant des tapisseries, rideaux, literie, parquets, du milieu en un mot où vit le malade et souvent de son propre linge, sont autant d'agents léthifères pour des tissus gutturaux lésés.

Ils offrent alors un terrain éminemment propre à recevoir et fertiliser ces semences. Beaucoup de phtisies pharyngo-laryngées n'ont pas d'autre origine.

On comprend les dangers immédiats de l'habitation en commun dans les villes, rendez-vous des phtisiques, de la fréquentation des lieux publics et même des promenades; un vaporarium partagé est un lieu néfaste. Notez qu'ainsi infecté, l'air plonge dans nos poumons quinze ou vingt fois par minute.

On sait combien est rare et même inconnue la phtisie dans les hautes altitudes; si elle est si commune dans certaines stations des Pyrénées, c'est que leurs habitants la tiennent du contact permanent des phtisiques, leurs hôtes. C'est aussi faute d'avoir su se garer que de simples angineux reviennent des eaux porteurs d'une phtisie que l'on impute au traitement (1).

(1) Les conséquences de cette doctrine microbienne de la tuberculose sont fécondes en applications cliniques et contribuent à l'interprétation de maints faits obscurs jusqu'à ce jour.

Nous les empruntons à M. Ch. Daremberg :

« On voit un traumatisme sans rupture de la peau ou des muqueuses cau-
« ser localement une production tuberculeuse, souvent sans tendance à la
« généralisation; pourquoi cette localisation? M. Verneuil disait : un point
« traumatisé est préparé à recevoir ce microbe qui, autrefois, circulait sans
« effets infectieux autour de lui, et nous ajouterons : qui dans les autres

Il est certain qu'un air tiède d'appartement est agréable à la gorge affectée de catarrhe, surtout en voie d'acuité. J'entends vanter à beaucoup d'angineux le bien être qu'ils éprouvent à demeurer chez eux durant les mauvais jours. Loin de le nier, parfois je le conseille, mais il faut que le malade et le milieu où il vit réunissent des conditions spéciales.

Quand l'air est chaud au lieu d'être tiède, quand il n'est point renouvelé insensiblement par celui d'une pièce voisine

« points de l'économie circulera librement. M. Cornil inocule un lapin avec « des crachats tuberculeux desséchés depuis trois mois. Or, cet animal avait « eu le nerf sciatique coupé pour une autre expérience. A l'autopsie, faite « deux mois après l'inoculation, on ne trouva rien dans les viscères, mais « du côté traumatisé, on rencontra une périarthrite fongueuse et purulente « du genou avec ostéite caséeuse du tibia, contenant des bacilles. Ainsi voilà « une tuberculose absolument localisée à la place d'un traumatisme anté- « rieur. » (*Gazette médicale de Paris*, 1883.)

Quelles seraient donc les voies du contage parasitaire? Elles sont au nombre de quatre :

1° La peau excoriée ou suppurante : voie assez rare, mais dont les expériences de M. Villemin ont toutefois démontré la réalité.

2° La voie aérienne, la plus effective, en raison de l'étendue de sa surface; la contagion a lieu, soit par la respiration d'un air ruminé renfermant des bacilles, soit des garde-robes, soit surtout des crachats de phtisiques dont la dessiccation répand dans l'air des corpuscules qui sont considérés comme l'élément le plus habituel de la contagion phtisiogène.

Les crachats et les fèces contiennent, en effet, des bacilles qui se retrouvent dans la poussière qui résulte de leur dessèchement. Le bacille qu'ils renferment présente une force d'inoculabilité telle qu'on a pu transmettre la tuberculose avec de la poussière de crachats desséchés depuis plus d'un mois.

3° Un autre mode de contage consiste dans l'ingestion de matière tuberculeuse, mode très contagionnant. M. Chauveau a fait ingérer ce produit à des génisses vivant en liberté dans d'excellentes conditions hygiéniques; elles sont devenues tuberculeuses et mortes phtisiques.

4° Un dernier mode de contagion, signalé par M. Verneuil, est la voie génitale par les rapports sexuels de tuberculeux et de non tuberculeux : difficile à contrôler et en tout cas des plus rares.

Voici la conclusion de M. Debove :

« La tuberculose est toujours due à la contagion, et nul ne devient tu- « berculeux s'il ne reçoit de l'extérieur le germe de la maladie, le bacille de « la tuberculose. Cette contagion est rendue possible ou facilitée par des « dispositions particulières, inhérentes à l'individu, héréditaires ou ac- « quises. »

ou, ce qui vaut mieux, par l'air du dehors au moyen d'appels ménagés avec art, l'atmosphère est mauvaise.

Les matières expirées, autrement dit excrémentitielles du poumon, sont les mêmes au point de vue physiologique que celles de l'intestin et devraient inspirer une égale horreur. Elles ont fait leur rôle et doivent rentrer dans la circulation de la matière universelle pour être de nouveau aptes à nos besoins.

Certains sujets, il est vrai, s'en accommodent; l'on s'habitue à peu près à tout, même au poison.

Il ne faut point prendre comme exemple, parmi les populations du nord, les familles vivant le jour autour de leur poêle, la nuit y dormant entassées. Une heure passée au dehors par des rigueurs incroyables de température développe une activité respiratoire, des combustions et échanges organiques établissant un prompt équilibre compensateur. D'ailleurs, parmi elles, point de débiles, encore moins de tarés; pour réaliser ces rudes constitutions, la nature les élimine : *fortibus creantur fortes*. Mais que ces populations abandonnent leur vie d'aventures et de chasse, elles retombent sous les lois fatales de l'encombrement.

M. Hind (du Canada) rapporte que lorsque les indigènes du Labrador s'engagent dans les pêcheries du Saint-Laurent, mieux logés, mieux nourris, la plupart cependant deviennent rapidement phtisiques. Le Dr Bennet l'explique par le calfeutrage et le méphitisme.

Si l'on descend vers des régions moins inclémentes, les résultats de la vie confinée se chiffrent par des masses de scrofules, de phtisies et d'affections pharyngo-laryngées. Les Allemands leur paient un lourd tribut. L'accoutumance à l'entassement, déplorée par leurs médecins, n'est donc que momentanée et apparente.

Voyons maintenant les résultats de la mauvaise ordonnance des vêtements et du sommeil.

Je ne saurais assez m'élever contre cette absurde et cruelle manie d'exposer les enfants, les membres demi-nus, aux froids les plus incisifs. Le sang reflue vers les portions vêtues, la poitrine, la gorge et trop souvent la tête. De là les affections respiratoires, toutes les variétés d'angine et les méningites mortelles.

Le petit paysan que l'on cite comme livré, à peine protégé, à toutes les intempéries, passe de son champ à sa demeure, de presque partout visitée du vent ; il n'a point les tares constitutionnelles du citadin ; sa rude condition les prévient ou en efface le germe, qui, plus souvent qu'on ne croit, le moissonne lui-même : le croup et les angines sont des maladies très communes dans nos campagnes ; les plus vigoureux résistent, et plus qu'ailleurs, les mal trempés sont décimés.

Beaucoup d'angineux chroniques se plaignent de souffrir au réveil soit d'une sécheresse, soit d'une sensation d'érosion à vif, soit enfin d'une douleur franche exaspérée par les mouvements de déglutition.

Toutes ces impressions proviennent encore d'oppositions de température. La chaude atmosphère que l'on développe dans la chambre à coucher, mais qui n'y dure pas, la plume d'oreiller, les doubles rideaux accumulent bien vite le sang et la chaleur à la tête, au cou, aux épaules. Que des mouvements inconscients les livrent à l'air de plus en plus refroidi, il s'ensuit de brusques soustractions de calorique. De là les douleurs et catarrhes, enfin les inflammations. On les prévient en recouvrant ces portions susceptibles d'une légère étoffe de soie, suffisamment protectrice, et surtout en donnant aux enfants la bonne habitude de sommeiller les bras croisés sur la poitrine. Je n'insiste pas sur cette hygiène physique et morale.

Ces influences, leurs coups, leur danger, se mesurent à l'âge, aux habitudes, à la force, à l'immunité antérieure de l'individu et de ses générateurs : souvent, par exemple, l'angine chronique peut n'être que la rémission d'une angine aiguë qui s'apaise ainsi dans une sorte de demi-somnolence pathologique, s'exaspère à la moindre incitation, et, en somme. ne guérit plus.

D'autre part, une angine chronique est comme un foyer qu'on ne ravive que trop aisément.

Les sujets transpirant facilement sont les plus exposés. Les gens nerveux ressentent les troubles gutturaux les plus divers ; leur étude appartient à celle de l'hystérie.

L'excès de travail intellectuel est invoqué comme cause aggravante de la pharyngo-laryngite : cela est vrai, car de pareils travaux exigent à la fois une attitude généralement penchée et une forte tension d'esprit. Autant de causes de congestion des organes. J'ai connu un angineux affecté en même temps de coryza chronique dont la sécrétion devenait purulente et prenait une odeur fétide toutes les fois qu'il demeurait plusieurs heures la tête inclinée sur son bureau ; l'exercice, la promenade, dissipaient ces symptômes.

D'autre part, un travail intellectuel qui récrée est moins congestif qu'un travail ingrat imposé, fait dans des conditions où l'équilibre de l'esprit est en souffrance.

On connaît l'influence décisive des émotions, de la tristesse et de la joie. Le chant est une des plus ordinaires manifestations du bonheur. A l'annonce d'une nouvelle heureuse la voix, même fatiguée, éclate limpide et sans effort. Cet essor inaccoutumé est le reflet de l'âme. Son abattement déprime et paralyse la voix, il accable son organe, comme le corps tout entier. Et même, peu d'appareils subissent autant que le larynx le contre-coup des émotions, car ses nerfs émanent directement des pneumogastriques, modérateurs du cœur.

Or, l'expression de nos sentiments résulte d'un échange continuel d'influence entre le cœur et le cerveau ; les pneumogastriques amènent jusqu'au cœur les actions nerveuses et les artères carotides et vertébrales conduisent le sang du cœur au cerveau.

Si la vibration nerveuse est trop forte, le cœur suspend ses battements — c'est la syncope — ou les ralentit et, avec eux, l'apport du liquide nourricier aux organes ; il y a donc enraiement parallèle de leurs fonctions. Mais, qu'aussitôt sa surprise passée, le cœur, *comme un animal piqué par un aiguillon*, accélère ses battements, le sang afflue aux mêmes organes et augmente proportionnellement l'intensité de leurs fonctions vitales.

(Voir la belle conférence de Claude Bernard : *Les fonctions du cœur et ses rapports avec le cerveau.*)

Il ressort de cet exposé physiologique que les appareils phonateurs, placés sur le trajet direct de ces courants nerveux et sanguins, participent à tous leurs mouvements, à tous leurs troubles impressionnés et modifiés par eux, en intensité, en durée, selon leur sensibilité propre et leurs lésions.

Je me dispense d'insister sur les relations de l'éveil, de l'état physiologique ou troublé des organes générateurs avec les tissus pharyngo-laryngés. Je me bornerai à citer, parmi tant de faits concluants, l'apparition des granulations gutturales avec les pénibles essais des premiers flux menstruels ; des érythèmes, des démangeaisons, de la toux, des sensations d'étranglement à chaque retour ; enfin, les *angines* dites *ménorrhagiques*, débutant avec une violence insolite chez certaines femmes mal réglées.

Les altérations, les extinctions de voix, s'observent chaque jour sous l'influence des maladies et des excès vénériens.

Les causes que nous venons d'énumérer ne sont pas également provocatrices de ces désordres gutturaux chez tous les sujets. Comment les uns sont-ils tributaires, d'autres le deviennent-ils à un moindre degré, d'autres enfin sont-ils exemptés ? Comme je le disais dans l'étiologie des granulations utérines — il y a évidemment un facteur morbide qui agit sur ceux-ci, épargne ceux-là, et on n'en peut trouver d'autre que le vice diathésique général ; c'est-à-dire une manière d'être propre à tel sujet, faisant défaut à d'autres. Malgré les provocations, ceux-ci restent indemnes.

Ce qui prouve encore la généralité du vice organique, c'est

a diffusion de la lésion, de l'état granuleux sur tous les tissus susceptibles de l'extériorer.

C'est ainsi que l'on trouve, avec des granulations chroniques de la gorge, des granulations au bord des paupières, et surtout au col de l'utérus. Ce sont des types on pourrait dire granuleux, coexistant souvent avec les affections cutanées les plus variées : acné et ses dérivés, orgelets, furoncles, pityriasis, lichen, eczéma, psoriasis, ecthyma, herpès, etc., etc., réalisés par l'hérédité. Le père transmet son sang et ses défauts d'autant plus stéréotypés qu'ils étaient plus exaltés au moment de la procréation.

L'être procréé serait, au point de vue pathologique, l'image photographiée de son générateur dans l'instant où il communique la vie.

SÉCRÉTIONS DE LA GORGE. CATARRHE.

Selon la juste remarque de Lasègue, autant l'anatomie des appareils glandulaires du pharynx est bien établie, autant leur physiologie est obscure et, jusqu'à un certain point, ignorée.

Il est de ces cas cependant où nous saisissons la portée de leur rôle : mettez en un point de la muqueuse gutturale un corps étranger, elle sécrétera immédiatement, et aussi longtemps que durera le contact ; la sécrétion redoublera si ce corps est un irritant, un grain de poivre, par exemple. D'autres irritants naturels, l'herpès, l'acné, l'érysipèle, les éruptions et exanthèmes aboutissent aux mêmes effets.

Cette sécrétion est donc une manière des tissus de se protéger, de se défendre. Ils se défendent ainsi de l'air froid, des percussions répétées de la voix, du passage de certains aliments, de l'évolution de lésions très diverses, en un mot, de toutes sortes d'offenses.

Parfois la cause initiale d'irritation a cessé d'exister, mais elle a sévi si longtemps que ses résultats lui survivent ; il s'est créé une sécrétion que son intensité, sa persistance ont élevée au rang de fonction.

Telle est la sécrétion qui succède à certaines rougeoles, à des récidives d'érysipèle, etc., à d'autres causes, enfin, d'autant plus actives que leurs récidives frappent des tissus toujours moins résistants.

On peut donc généralement inférer de cette sécrétion en excès un état de souffrance.

Cette hypersécrétion se nomme catarrhe.

Ce catarrhe est, bien mieux que l'aspect des tissus, symptôme de maladie.

Il faut se rappeler que l'état normal de la gorge s'accorde

avec des teintes très diverses, très disparates. Il y a là, comme à la peau, de simples effets de pigmentation variables autant que les individus.

Le haut pharynx, au niveau de l'apophyse basilaire, est normalement tomenteux. De trop fréquentes cautérisations portées en ce point, témoignent combien sa disposition anatomique prête à l'erreur. Il existe à ce niveau, disposé sous forme d'anneau complet, un important réseau lympathique découvert par Gerlach et étudié tout récemment par Waldeyer, à la Société de médecine de Berlin. Cet appareil, comprenant les amygdales et de même structure qu'elles, est étalé à la manière des glandes intestinales de Peyer, de la base de la langue jusque dans le haut et le moyen pharynx. Il émet les prolongements qui constituent les bourrelets des orifices des trompes d'Eustache.

Le catarrhe demeure donc toujours un des plus sûrs réactifs pathologiques des tissus gutturaux.

CLASSIFICATION DES AFFECTIONS CATARRHALES.

De toutes les classifications tentées par les auteurs, celle de Lasègue nous semble la meilleure, parce que c'est celle qui exclut le plus l'hypothèse. Seule elle repose sur des faits indiscutables dont le praticien est chaque jour appelé à vérifier la justesse ; elle suit la marche diffuse ou localisée du mal, embrasse comme lui de vrais départements pathologiques : 1° la gorge seule ; 2° le pharynx et le larynx ; 3° les amygdales ; 4° la luette et le voile du palais.

Cependant, ces classifications, vraies quelque temps cessent peu à peu de l'être, soit lorsque l'angine diffuse, restreignant son champ par degrés, se porte et se concentre tantôt au pharynx supérieur, tantôt aux amygdales et à leur zone d'activité, tantôt s'épuise à la luette, plus rarement au larynx, en un mot de catarrhe diffus, vient à n'être plus que catarrhe réduit ; ou réciproquement lorsque celui-ci, d'étape en étape, se répand en tous sens, et de catarrhe pharyngien devient catarrhe diffus (1).

Enfin, l'inflammation établie à la face inférieure du voile happe le plus souvent son revers, quand elle ne l'a pas simultanément affecté, descend de ces régions à la luette, aux piliers, encadre l'isthme guttural et de là s'expatrie au pharynx et jusqu'au larynx lui-même, réalisant ainsi la pharyngite chronique qui, généralement, exempte les amygdales et compromet l'organe de la voix.

Il n'est pas jusqu'à l'inflammation de ce dernier qui ne puisse envahir, par une marche ascensionnelle, l'évasement pharyngien rétro-nasal. Pareil fait est, je crois, très rare, néanmoins il se réalise.

La concentration rigoureusement vraie est celle de la luette. Sa position déclive y écoule en quelque sorte l'inflammation et l'œdème qui ensuite ne remontent pas. L'amygdale, foyer absorbant, attire plus qu'il ne disperse. Son inflammation n'a de propension marquée que pour la trompe d'Eustache. Bien des surdités n'ont pas d'autre origine. Et cependant, malgré cette prédilection, la phlegmasie des amygdales peut remonter le long du pharynx, le rendre sec, chaud, douloureux, descendre enfin au larynx, altérer et éteindre la voix.

Ces limites pathologiques, plus souvent franchies que respectées, demeurent cependant sauves à leur début, quelquefois même bien au delà et, à ce titre, revendiquent une étude à part. A cette première phase, en effet, les affections gutturales offrent plus de prise à la thérapeutique qui peut prévenir, au moins atténuer, une série de fâcheuses complications, telles que la dyspepsie, dans le catarrhe diffus ; la laryngite, dans le catarrhe pharyngien ; la surdité, dans l'amygdalite, enfin la

(1) Le pharynx, dans la pharyngite chronique, est affecté comme dans l'angine diffuse ; Lasègue le reconnaît, avec cette seule réserve que dans la pharyngite l'épaississement de la muqueuse est moindre, la rougeur généralement plus atténuée, enfin irrégulièrement répandue.

Est-il toujours bien aisé, je le demande, de pouvoir saisir et mettre à part ce degré de nuances, ce plus ou ce moins, de juger d'après des eléments si vagues et de conclure enfin de choses si incertaines à une certitude?

confusion en un seul de tous ces foyers, de tous ces catarrhes et des accidents parfois sérieux qui gênent et entravent la vie.

ANATOMIE PATHOLOGIQUE. SIGNES OBJECTIFS.

C'est dans la gorge de l'enfant que s'observe le mieux le passage de l'état sain à celui de maladie.

Je prends pour type les modifications qu'opère le catarrhe pharyngien.

Il marche du pharynx au larynx par trois temps bien distincts, correspondant à trois régions également bien définies: pharynx supérieur, pharynx médian, pharynx inférieur et larynx.

Ces processus échelonnés augmentent la tuméfaction de la muqueuse qui est loin d'être toujours lisse et polie, même à l'état normal chez l'enfant, mais elle est rose, comme constellée de nodules demi transparents (Lasègue). Ces nuances sont peu à peu noyées dans la coloration de plus en plus rouge de la congestion active. Des lacis vasculaires, visibles d'abord autour des glandules, se concentrent çà et là en des foyers épars, enroulent l'orifice des trompes, lieu de prédilection de la phlegmasie catarrhale chez l'enfant, où s'opéreront les recrudescences annoncées par des bourdonnements et des douleurs d'oreille.

La matière du catarrhe, fluide au début et déglutie aisément, n'apparaît pas; plus tard, sa viscosité la fixe aux membranes et sollicite les efforts réitérés et maladroits de l'enfant. Elle apparaît en îlots allongés, en traînée de ruban dont une extrémité se perd au-dessus du voile.

A ce degré les lésions prennent l'aspect de celles qu'on observe chez l'adulte. C'est leur description que nous allons poursuivre.

Jusqu'à l'adolescence, la muqueuse subit peu de modifications s'éloignant de ce type infantile. Elle demeure parsemée, surtout dans sa partie médiane, de lobules inégaux, à peu près arrondis ou ovalaires, sortes de tubérosités rose vif, ou rouge animé, noyées alors dans une hyperhémie en masse.

Rarement avant l'âge adulte, se dessinent ces lacis vasculaires bleuâtres, degré plus avancé de congestion, ces plicatures longitudinales fixes, dues aux contractions répétées du plan musculaire sous-jacent, encore moins la teinte violacée, terne, attachée aux processus ultimes de l'angine chronique.

A l'époque de la vie où la puissance du sexe s'affirme, chez la jeune fille surtout, lorsque l'utérus s'essaie aux premiers flux menstruels, les tissus gutturaux et organes de la voix subissent une transformation, un développement préparés par un excès de vascularisation, un apport de sang, une hyperhémie en un mot, dont l'activité est proportionnée à l'importance du but à atteindre.

Sans chercher ici sous quelle influence, constatons que le terrain est préparé à l'éclosion de manifestations nouvelles.

Ce sont d'abord, sous l'épithélium conservé, des traînées de grains blanc mat, peu volumineux, mais nettement tranchés, qui remontent des côtés du pharynx au-dessus du voile, se groupent encore en plaques en arrière des piliers pour revenir se perdre en haut. Ces grains subissent des alternatives d'expansion, de relief et d'aplatissement sans jamais éclater ni disparaître. C'est l'*état acnoïde*, la *granulation blanche* constituée par la rétention des produits de sécrétion dans les glandules, état qui a son analogue au col de l'utérus sous le nom d'*œuf de Naboth*, tandis que les *granulations rose et rouge* résultent de l'hypertrophie de ces mêmes glandules assez peu développée encore pour ne pas montrer leur blancheur à travers la transparence de la muqueuse, ou plus souvent de l'érection et de la turgescence des papilles.

Dans les très rares cas où son sommet s'effile et se rompt, cette granulation blanche retourne au type de l'acné.

On peut observer encore une desquamation épithéliale très vaste, mettant à nu un piqueté de minuscules saillies rouges sur une surface blanc sale ou jaunâtre imperceptiblement ondulée ; état dû à un hérissement des papilles, dispersées au milieu de la confluence d'une multitude de glandules en voie d'hypertrophie. La membrane a un peu de l'aspect villeux et chagriné de la vaginite granuleuse (d'Alphonse Guérin), psorélytrie (de Ricord), sauf la suppuration (forme décrite et commentée dans notre thèse inaugurale.)

En dépit d'une longue chronicité du mal, le pharynx peut demeurer lisse, tendu ou soulevé à peine par un pointillé granuleux confluent, faiblement arrondi, garder enfin avec son épithélium, un poli luisant, mais d'un rouge framboise généralement ardent. Peu ou point de mucosités dans cette forme qui répond alors comme aspect au lichen cutané et, comme lui, est départie aux dartreux et aux névropathes.

La décoloration, la pâleur dénotent l'anémie et des taches blanc mat, étalées, d'anciennes cautérisations. Mais le plus souvent, à un degré avancé, de profondes stries divisent la muqueuse en segments longitudinaux, à peu près parallèles, ovoïdes ou losangiques, toujours très allongés et dont les extrémités parfois dépassent les portions visibles du pharynx.

Leur milieu est assez souvent bombé comme le sommet d'un sillon. Couleur rouge sombre, ardoisée avec dispersion de taches ecchymotiques et de marbrures rouge vif.

C'est cette tuméfaction en masse, absorbant peu à peu dans son œdème terne tous les détails pathologiques précités (hypertrophie des papilles, glandes et follicules), qui clôt, au delà de la période moyenne de la vie, les processus de l'angine chronique. C'est donc son degré ultime que peuvent provoquer avant l'âge, créer prématurément les irritants excessifs répétés.

Un mot sur le voile. Il peut être affecté seul, mais quand la gorge est enflammée, il est rare qu'il n'en porte pas la peine. L'inspection est trop mal à l'aise pour ne point demeurer incomplète et défectueuse à la face supérieure ou nasale; le catarrhe est encore le seul indice pathologique.

La face buccale montre avec toute l'évidence possible ses lésions: fines arborisations rosées, rouges, bleuâtres, autour des follicules moins apparents qu'au pharynx; état chronique le plus souvent, ou bien éruption confluente, vésiculeuse; le plus haut degré d'irritation, forme aiguë et par cela même éphémère; ou enfin, érythème dispersé en plaques, ou uniformément généralisé; état intermédiaire aux deux autres.

Les piliers offrent aussi la coloration congestive tantôt dans leur entier, tantôt comme un feston inégal, dépourvu de symétrie et de continuité. A la longue, la région peut demeurer tuméfiée en masse. Il y a impossibilité pour la luette de ne point participer aux congestions des tissus gutturaux, surtout à celle du voile; on la voit même souvent la concentrer alors que ceux-ci s'en délivrent. La saillie d'un ou plusieurs follicules la porte soit à droite, soit à gauche, l'allonge jusqu'à l'amener au contact de la langue, lui fait prendre une forme cylindrique évasée ou bifide en bas; elle peut enfin s'œdématier, s'infiltrer, alors sa masse est rouge à contours transparents; on la dirait renfermée dans de la gélatine.

Les amygdales restent absolument indépendantes de ces divers états, demeurant parfois à peine apparentes au milieu de tant d'altérations.

En résumé, les angines chroniques peuvent être ramenées à trois types qui correspondent à trois phases de la vie: le type infantile, muqueuse rose et gonflée avec peu de lésions figurées et sécrétions le plus souvent en excès; type adulte, congestion, vascularisation généralement abondante, vive, avec toute la variété possible des altérations de tissus, le catarrhe se densifie ou tend à diminuer; enfin, le dernier type que j'appellerai *de retour*, parce que les lésions figurées tendent à s'effacer et disparaissent dans un gonflement général comme celui de l'enfance, mais qui en diffère par une coloration rouge sombre, bleuâtre, terne, ardoisée, une raréfaction de plus en plus marquée des sécrétions, type que supprimera progressivement l'atrophie de la vieillesse.

La langue participe assez souvent à ces divers états de la gorge. Ses papilles hérissées lui donneraient le même aspect hirsuté et villeux si leurs interstices n'étaient comblés par un enduit blanchâtre, diversement nuancé, qui nivelle en même temps leurs sommets. On ne les rend distincts que par un frottement rude ou un raclage de la face supérieure de la langue. Parfois ce hérissement est général, d'autres fois dispersé en groupes reliés ou isolés comme les taches éparses d'efflorescences cutanées. De cette nappe ou îlots encrassés, coupés de fentes, surtout à la base et aux contours de la langue, émergent des bourgeons rose vif, rouges, humides, luisants, sortes de papules lisses arrondies qui semblent concentrer tout l'effort de l'irritation.

Ces bourgeons s'observent exclusivement chez l'adulte; du moins je n'ai pas eu l'occasion de les rencontrer à ce degré de netteté chez l'enfant; M. Bergeron l'a vu présenter une confluence de papilles linguales en érection, phénomène rare, qui me paraît devoir tenir à un état mauvais et passager des voies digestives. S'il persistait, il faudrait voir en lui les esquisses premières de la goutte, comme dans les granulations précoces de la gorge. C'est une appréciation très logiquement développée par Lasègue.

Isambert s'est efforcé de conclure à la diathèse herpétique de cet état de la langue qu'il accepte franchement avec d'autres auteurs (MM. Debove, Bergeron) comme du pityriasis. Il coïnciderait avec du pityriasis de la tête, de la face, du mont de Vénus.

Isambert regarderait comme eczéma l'aspect *bourbeux* de la langue creusée de sillons, ou comme il le dit, *ravinée.*

Un caractère plus significatif, c'est son état craquelé. Ces craquelures profondes et polyédriques, ces éclatements rouge ardent, parfois comme ulcérés et saignants, circonscrivent d'inégaux espaces de papilles hérissées, d'où le moindre frottement détache en masse un épithélium déjà caduc. En certains de ces cas, les débris d'une prolifération sèche et incessante simulent la diffusion d'une fine sciure de bois.

La couleur de ces divers revêtements fonce du blanc gris aux tons jaune bistré, ardoisé bleuâtre, le plus souvent terne et mat.

Quand on a enlevé cette poussière épithéliale, ce qui ne peut se faire qu'inégalement et en des points épars, on aperçoit au-dessous une surface dépolie, enflammée, coupée de stries, assez semblable alors à ces eczémas secs, luisants et craquelés de la peau encore à demi couverte d'épiderme mortifié.

Ce serait là, plutôt que dans la forme *gazonnée* et *bourbeuse* d'Isambert, l'ensemble des caractères de l'eczéma et de l'eczéma arthritique. L'analogie, sans être complète, frappe. La simple coloration, quelque diversifiée qu'elle soit, n'est qu'un signe superficiel et changeant, tenant à plusieurs états instables de l'estomac et à l'usage prolongé, au broiement de certaines substances alimentaires ou autres dont l'irritation et l'astringence fixent la matière colorante dans l'écartement des papilles.

Cet état, je le crois fort rare, ne l'ayant rencontré sans identité absolue que chez deux sujets : l'un était syphilitique depuis onze ans, fort épargné d'ailleurs et n'avait mémoire que de son accident primitif; l'autre, arthritique rhumatisant, fils de mère goutteuse, avait hérité d'elle d'un lichen agrius, à l'âge de quarante et un ans ; il en avait cinquante.

Ils venaient : l'un purger sa vérole (par une vieille habitude), l'autre son lichen. Tous deux étaient fumeurs invétérés.

Malgré la ressemblance avec l'eczéma sec, je me demandais si le syphilitique n'offrait point sur sa langue une variété de psoriasis saignante dans ses craquelures, le goutteux une migration de lichen, dégénérés, c'est-à-dire déviés de leur type primitif par l'irritation continue du tabac.

ANGINE ET CATARRHE DIFFUS.

SYMPTÔMES.

L'angine diffuse porte ses effets les plus apparents, les plus sensibles sur les régions les plus contractiles, sur le voile avant tout ; le pharynx est plus épargné; peut-être est-il plus tolérant. Si, par suite de sa sécheresse, les premières déglutitions s'opèrent parfois avec gêne, peu à peu le bol alimentaire imprégné de salive et force gorgées d'eau libèrent le passage.

Au voile c'est toute autre chose ; je vais signaler des phénomènes qui, bien qu'assez ordinaires, semblent avoir échappé à la clairvoyance des auteurs.

D'abord voile et piliers festonnés de rose, puis peu à peu vivement colorés, sont douloureux en se contractant ; puis ils se tendent. s'empâtent, par le fait de chronicité et de récidive du mal qui tend moins à rétrograder qu'à s'étendre.

Epaissi inégalement et mollement, surtout vers ses parties déclives, *le voile est maladroit.* L'angineux peut en avoir conscience par une sensation de lourdeur, de tension incommode, de contractilité incomplète, donnant parfois accès à une anormale quantité d'air lorsqu'il boit, et à l'enlèvement vers l'arrière-cavité nasale de parcelles d'aliments quand il déglutit.

Y arrivent-elles projetées par les mouvements de toux qui éclatent si souvent durant le repas chez certains angineux affectés en même temps de laryngite chronique et y demeurent-elles fixées par les mucosités ?

Cet apport serait facilité par la coutume qu'ont certains malades de relever le voile, en renaclant, pour débarrasser le haut pharynx de ses sécrétions. Or, un fragment d'aliment arrêté juste au niveau et à l'opposé du voile sollicitera, dès que celui-ci viendra à son contact, un relèvement réflexe exagéré et fortifié par l'habitude.

C'est ainsi que d'autres angineux sentent parfois un peu de

liquide remonter au-dessus du voile. L'impression du liquide stimule la rétractilité de la membrane, l'habitude fait le reste.

On peut dire, somme toute, que le voile du palais sert mal ces angineux.

Je découvris dans les mucosités concrètes d'un homme affecté d'ozène, de petites croûtes de pain. Je lui rinçais le nez et le voile, et presque chaque jour je retrouvais les mêmes débris. Je ne pus mettre en doute la présence d'autres matières alimentaires que leur ramollissement, leur décomposition rendaient méconnaissables à l'œil ; mais je pus parfois discerner dans l'expiration du malade une vague odeur d'aliments de haut goût : morue, homard, gibier veiné, etc., etc.

Mis sur la trace de ces faits, je les ai toujours recherchés en des cas analogues et j'ai la conviction que de prétendus ozènes, dont on rapporte des guérisons vraiment trop promptes pour qu'ils fussent réels, tenaient à des anomalies accidentelles de cette nature. Il suffit en effet de simples irrigations nasales pratiquées immédiatement après les repas et bien conduites, chez les individus qui les tolèrent, pour les débarrasser de ces inconvénients.

Il y en a bien d'autres et plus graves.

L'angineux boit souvent, soit par petites gorgées, soit par grands verres, pendant et après les repas ; la nuit encore, il se lève pour boire.

Les conséquences sont promptes à venir : besoin d'uriner fréquent et excessif qui réveille la nuit, trouble et peut interrompre les relations de la vie. L'angineux polyurique craint d'aller dans le monde, redoute surtout d'accepter à dîner ; s'il y consent, il s'abstiendra de boire, et alors seulement se condamnera à souffrir la soif.

Sans être hypocondriaque on est sensible à l'ennui d'une telle situation.

Ce ne sont là que les moindres.

Outre que la santé s'accommode mal de ces interruptions de sommeil, l'appétit languit, les forces digestives se perdent. Le malade a généralement recours aux stimulants qui néanmoins lui répugnent, ou aux purgatifs, selon ses inspirations ou celles de ceux quits'en préoccupent et le soignent. Le médecin, s'il est peu familiarisé avec la filiation du mal, tombe dans de pareils errements. Les stimulants, en exaspérant l'angine redoublent le besoin de boire, créent un cercle vicieux dont le malade a peine à sortir. Les purgatifs achèvent de déprimer l'estomac et assez souvent, chez les névropathes, les désordres nerveux apparaissent : surviennent encore des sensations de feu intérieur, des rapports brûlants, des pyrosis qui semblent faits pour étonner, quand on songe que le malade se sature d'eau.

Mais c'est justement là le facteur de ces troubles : l'estomac déchu un peu plus chaque jour de sa contractilité, ne broie qu'imparfaitement les aliments, tarde à les expulser, en fin de compte, les conserve longtemps après le repas encore mal réduits. Ce contact, en raison de sa prolongation, porte l'organe à sécréter une surabondance de sucs trop peu actifs pour bien digérer, assez acides pour irriter et brûler ses parois.

Ces pyrosis, ces régurgitations corrosives montant parfois jusqu'au bord des lèvres et survenant plusieurs heures après le repas, témoignent autant de l'inertie stomacale et d'un défaut de trituration que de l'altération, de la dégénérescence des ferments digestifs.

Cette dyspepsie, née (nous allons voir comment) de l'angine, a quelques traits spéciaux : le sucre, le lait, généralement très goûtés de ces malades, sont, avec les autres substances qui mettent en liberté des acides, l'occasion des plus fatigantes digestions. Prises le soir, elles agitent, interrompent le sommeil ; il faut se lever pour boire. *Boire chaud*, par exemple, un thé léger, peu sucré ou sans sucre, aromatisé de feuilles amères d'oranger, est alors la meilleure des choses ; n'importe quelle boisson faiblement stimulante, pourvu qu'elle soit *chaude*, met fin à une flatulence pénible ; mais le hasard seul ou des considérations tout à fait étrangères au mal, comme la crainte de prendre froid, inspirent les malades.

Cette façon de se lever, la nuit, la tristesse, lot des dyspeptiques, les font réputer hypocondriaques par leur entourage.

Ne perdons pas de vue l'angine dans les nouvelles considérations que nous allons développer; bien que paraissant lui être étrangères, elles vont nous y ramener.

Si l'on songe que, simultanément à cette angine, la langue, la plupart du temps, se couvre d'un enduit bleuâtre, que l'haleine est mauvaise, que des vomituritions de mucosités filantes amères et acides s'opèrent quelquefois, le matin, on est bien en droit, en groupant les signes précités, de se demander si pareille angine n'est pas un état particulier de l'estomac propagé au pharynx.

Aussi profondément que l'œil peut pénétrer dans ce canal, il voit sa muqueuse hérissée, mamelonnée avec le velouté rouge vif, les teintes congestives que nous avons décrites comme un haut degré d'irritation; le doigt, promené à sa surface, y ressent une chaleur inaccoutumée, répondant à la sécheresse qu'accuse le malade; cette sécheresse ne s'étendrait-elle pas à tout le tube alimentaire? Le malade est constipé; s'il est pris de diarrhée, on songera à un effet aussi très ordinaire de l'irritation intestinale plutôt qu'à celui des liquides ingurgités à l'excès. Tous ces symptômes groupés, y compris ceux du moral, n'autorisent-ils donc pas à conclure à une affection irradiée des voies digestives? L'opinion est faite, et l'on entreprend l'intempestif traitement que j'ai mentionné.

Malade et médecin se découragent.

Cet échec ne serait point cependant une preuve suffisante qu'une maladie de l'appareil digestif n'existe pas; on pourrait arguer qu'elle a été mal soignée?

Or, qu'un traitement approprié de la gorge, un simple traitement local intervienne, tout mal s'apaise et la santé revient.

Ici l'argument est sans réplique.

L'angine est donc l'affection dominante, le trouble stomacal un accident subordonné, qui disparaît avec elle.

Cherchons comment il se montre :

Les dyspepsies des angineux ne sont pas toutes créées par la satisfaction outrée de l'ardent besoin de boire. Quelques-uns ne l'éprouvent pas ; chez d'autres, il est moins exalté ; d'autres, enfin, boivent beaucoup et sans inconvénients. Ce besoin, d'ailleurs, n'a d'intensité qu'aux phases de recrudescence et d'acuité du mal. On ne peut donc généraliser son influence.

Nous avons fait remarquer que certains angineux (ceux probablement dont le voile et les portions latérales du pharynx épaissis manquent de synergie contractile et d'une égale souplesse), absorbent de l'air en déglutissant soit les aliments, soit, et bien souvent, les mucosités. Mais ce défaut est celui d'un petit nombre. D'ailleurs, si trop d'air absorbé est gênant pendant que l'estomac fonctionne, s'il occasionne des flatuosités et une distension gastro-abdominale, allant parfois jusqu'à la souffrance, cet air est incapable de troubler les fonctions chimiques de l'organe ; et puis, la plupart du temps, il est plus ou moins immédiatement expulsé : témoin les restitutions gazeuses des hystériques, après leurs crises. Si elle ne vient donc pas de l'eau, ni de l'air non plus, la perversion de l'estomac doit résulter de l'ingurgitation des mucosités naso-pharyngiennes renfermant des sels chlorurés piquants et amers, dont le contact, la décomposition, l'action, en un mot, finit par irriter l'estomac, développer une masse de gaz et, selon toute apparence, provoquer un état mamelonné et granuleux avec un catarrhe analogue à ceux de la gorge. La muqueuse ne peut échapper à la loi commune, car le catarrhe entretient souvent les granulations de la gorge, comme la leucorrhée celles de l'utérus. C'est ainsi que j'ai cru remarquer les granulations plus développées du côté où l'angineux dormait d'habitude ; ce côté drainait le mucus ; l'estomac subit, en outre, l'effet surajouté de son propre catarrhe.

Ces troubles digestifs sont plus fréquents parmi les enfants et les femmes ; ceux-là ne sachant pas cracher, celles-ci ne le voulant pas par coquetterie, dégoût mal entendu, ou horreur de voir ce qu'elles expectorent. Le mucus est donc ingurgité. C'est aussi parce qu'il l'est inconsciemment durant la nuit que la même classe d'angineux éprouve au réveil ces langueurs d'estomac, ces sensations contradictoires d'appétence et de dégoût, voire des nausées, enfin, cette soif que rien autre n'explique. La nature et le degré d'altération ou d'âcreté du mucus rend compte de son inégale nocuité.

J'hésite d'autant moins à attribuer à cette unique cause les troubles digestifs, que je puis citer nombre de faits à l'appui, n'ayant que l'embarras du choix.

Je me contenterai de mentionner le dernier offert à mon observation, celui d'une jeune femme, Mme d'A..., traitée inutilement par un confrère de Paris, en renom, et envoyée par lui, durant deux années, aux eaux de Hombourg, pour guérir, améliorer au moins, un malaise stomacal jusqu'à ce jour au-dessus de toutes les ressources de la pharmacopée. Après examen de la gorge, examen que doivent subir tous les dyspeptiques, sans exception, je crus pouvoir prédire à cette dame la fin prochaine de ses maux et la surpris bien davantage, laissai presque incrédules, elle et son père, quand j'eus affirmé qu'ils tenaient à l'affection de la gorge. *Les premiers gargarismes* (*Raillère*) *faits après pulvérisation*, amendèrent son état et, avant la fin de la saison, grâce à un traitement un peu plus compliqué, l'appétit reparut.

L'angine chronique diffuse n'épargne guère que le vieillard, ses tissus gutturaux pâles et atrophiés ne se prêtant pas à une réaction suffisante; les organes urinaires, la prostate, la vessie, concentrent seuls les congestions et les catarrhes. Ce sont les maladies qui tuent le plus les vieillards. L'enfant, même dans un très jeune âge, l'adolescent, l'adulte plus que tous, subissent l'angine diffuse avec ses conséquences. Lasègue parle d'une petite fille de deux ans et demi soumise à son influence depuis près d'une année, repoussant tous les aliments irritants, prise d'inappétence et de dégoût, puis d'insomnie et d'un malaise général alarmant; elle lui fut apportée, car elle marchait à peine. Des cautérisations légères et répétées, point d'autre remède, guérirent la maladie locale et avec elle, en quelques semaines, toutes ses complications. C'est la seule observation, à ma connaissance, comportant à un si jeune âge une pareille gravité.

CATARRHE CHRONIQUE PHARYNGIEN OU PHARYNGITE CHRONIQUE.

SYMPTOMES.

Qu'il se fixe au pharynx d'emblée ou après avoir parcouru la gorge, le catarrhe pharyngien constitue une modalité distincte par des phénomènes propres et tranchés. Il se complique généralement, chez l'adulte, d'une laryngite et moins souvent du catarrhe de la trompe d'Eustache, tandis que l'enfant est surtout tributaire de ce dernier. Le catarrhe diffus franc laisse presque toujours indemnes le larynx et les trompes.

Le catarrhe pharyngien atteint d'abord le haut pharynx, puis sa portion descendante, limitrophe du larynx, et enfin le larynx lui-même.

Le mal procède ainsi par trois étapes, n'épargnant aucun âge, mais revêtant, jusqu'à l'adolescence, un type à peu près uniforme. D'abord, dans l'évasement pharyngo-nasal, coryza sec, obstruant le nez, nasonnant la voix, nécessitant de respirer la bouche ouverte, l'enfant déglutit les sécrétions. C'est le premier degré, la première étape.

Dans une deuxième, la nappe catarrhale envahit la portion moyenne du pharynx; des efforts de déglutition réitérés e vains le témoignent. Ces efforts cessent aux repas; le passage des aliments et la lubrifaction qu'ils provoquent entraînent les mucosités : c'est le coup de balai.

La résistance des tissus diminuant, soit par l'effet direct et matériel du mal, soit par un redoublement d'influence des causes qui l'ont développé, l'inflammation gagne les trompes : ce sont alors douleurs d'oreilles ou sensation de tension incommode, bourdonnements, sifflements, phénomènes de vertiges et autres symptômes, cortège ordinaire de l'occlusion du conduit auditif.

Le troisième terme de l'évolution, la laryngite, demande, vu son importance, un chapitre à part.

Je ne saurais passer sous silence les tuméfactions ganglionnaires sympathiques. J'en ai assez fréquemment noté. J'observe en ce moment un enfant de sept ans, porteur, à l'angle maxillaire droit, d'un volumineux ganglion chaud, empâté, douloureux.

Comme lésion correspondante, je ne trouve, sur le pharynx médian, uniformément rouge vif, qu'une tubérosité lenticulaire luisante de même coloration. Je n'oserais affirmer que la gorge est plus chaude que de coutume, elle n'est point douloureuse ; on ne voit pas les mucosités, à certains signes on les devine, confinés dans l'évasement supérieur du pharynx. Depuis près de deux ans existent un coryza sec et un catarrhe rétro-nasal.

Ne serait-ce pas l'effet de leur passage de la région supérieure à la région moyenne qui provoquerait la réaction ganglionnaire ? J'inclinerais à le croire ; mais l'occasion est si peu offerte d'observer, ou plutôt de surprendre la transition d'une étape à l'autre, que je me garderais de généraliser et de dire : *ab uno disce omnes.*

Un soir, cet enfant nous a présenté de la céphalalgie frontale, de l'insomnie ; son visage était coloré, son regard brillant, il avait refusé de manger ; il mâchonnait et déglutissait péniblement, dénotant ainsi l'activité de l'affection catarrhale ; le lendemain, rien ne paraissait de ces symptômes, à mon avis, fébriles. Or, ces mouvements de fièvre si communs chez certains enfants, si difficiles à rattacher à une cause, ne trouveraient-ils point leur origine et leur explication dans ce débordement de catarrhe, d'une région pathologique en une autre ? Ne marqueraient-ils pas une étape, un degré plus avancés ? Le fait mérite, je crois, qu'on le signale. S'il était résolu dans le sens que je pose, il supprimerait les hypothèses et les alarmes que fait naître toute fièvre d'enfant incomprise.

Comme je le disais, il faut surprendre ces cas et, pour les surprendre, être prévenu de leur modalité.

Moi-même, je ne pourrais peut-être point citer ce fait, si je n'avais eu cet enfant en observation, pour ainsi dire, constante. Mon attention, depuis longtemps tenue en éveil par les symptômes gutturaux, ne pouvait manquer de conjoindre les phénomènes.

Je suis d'autant plus porté à leur trouver un lien que, par des enquêtes réitérées, j'ai cru remarquer que des poussées de pharyngite provoquaient chez l'adulte parfois des frissons répétés, souvent un froid dans le dos, ne cédant qu'à des applications chaudes de lainages ; simultanément quand la gêne gutturale s'atténuait, la fièvre prenait fin.

La pharyngite est mieux supportée de l'adulte que de l'enfant. Est-ce parce qu'il sait mieux endurer ou que la sensibilité de ses tissus soumise à des offenses antérieures est émoussée? Est-ce enfin qu'il apporte plus d'adresse à se débarrasser des sécrétions, cause de tant de gêne, de tant d'efforts pour l'enfant? Tout cela est possible.

Cependant, l'adulte ressent parfois, quand le catarrhe reprend acuité, la chaleur âpre, mordicante et des picotements profonds, redoublent les accès de cette toux, timbrée de la syllabe caractéristique : *hem*. C'est à peu près le seul genre de toux; je ne sais même si l'on peut appliquer ce nom à des efforts bruyants et saccadés de raclage, en vue de débarrasser le pharynx de ses sécrétions. Ces efforts redoublent le matin, c'est-à-dire contre les accumulations du mucus de la nuit. Donc, à vrai dire, il n'y a pas ou presque pas de toux dans la pharyngite chronique, sauf quand sa transition d'étape à étape, revêt un caractère subaigu et s'accompagne d'une congestion dont le molimen reflue jusqu'au larynx, lorsqu'enfin le mal franchit sa dernière limite et engage le larynx lui-même.

Je crois que des contractures pénibles, irradiant de l'œsophage à l'estomac, n'ont d'autre origine, chez les névropathes, que certaines modalités de pharyngite chronique, dans une de ces phases d'excitation. Volontiers, je ferais part de cette influence à l'angine diffuse.

Nous retrouvons d'ailleurs dans le catarrhe pharyngien progressif le type de troubles digestifs propres au diffus, car, arrivés à un certain degré, les deux processus se confondent et, somme toute, c'est en raison de l'expectoration que l'estomac est libéré, et tous les catarrheux qui avalent leurs sécrétions sont plus ou moins dyspeptiques, n'importent la forme et l'allure de leur catarrhe.

Lasègue rapporte l'histoire d'un malade, dont l'expectoration prit des proportions tellement énormes, qu'il fut contraint, par ce seul accident, de suspendre, pendant plusieurs semaines, ses audiences à ses clients. Croit-on qu'il eût pu avaler impunément ses sécrétions ? Relativement à la genèse des troubles gastriques, la question de qualité prime peut-être celle de quantité ; c'est ce qui expliquerait bien des exceptions.

La gorge, affectée de pharyngite chronique, n'accepte assez indifféremment les irritants qui répugnent dans l'angine diffuse que, parce que la sensibilité est émoussée par la chronicité du mal, ou est demeurée normale, c'est-à-dire incapable d'exaltation, quand ce mal est encore à sa première étape, dans les parties inaccessibles du haut pharynx.

N'oublions pas que toute angine diffuse, pour peu qu'elle persévère, fond peu à peu ses caractères matériels et autres dans ceux de la pharyngite, et réciproquement que toute recrudescence un peu aiguë de pharyngite la pousse à la diffusion angineuse ; elle exalte la sensibilité propre à tout tissu richement innervé, sous le coup d'un renouveau d'inflammation.

Il y a donc des pharyngites chroniques où la sensibilité est chatouilleuse à l'excès et des angines diffuses où des irritations même assez vives sont tolérées. Je n'en veux d'autre preuve que ces cautérisations, légères, il est vrai, que répéta Lasègue pour guérir de son angine diffuse cette enfant de deux ans et demi ; et cependant il estime le traitement essentiellement irritant, encore plus aggravant qu'inutile. Mais dans ce cas particulier, l'angine sévissait sans relâche depuis près d'une année, et la chronicité avait finalement apporté ses effets obtusifs de sensibilité, son anesthésie relative.

Il est regrettable que Lasègue n'ait point songé à nous dire si, à la phase ultime de dégoût, alors que tous les aliments, sans distinction, étaient repoussés, les irritants n'eussent pas été non seulement acceptés, mais peut-être avantageux pour l'estomac. Les cautérisations prouvent surabondamment qu'ils auraient été tolérés.

De même la santé peut être altérée au moins autant que par le catarrhe diffus. La perte d'appétit, maigreur, affaiblissement, l'épuisement même ont simulé, esquissé une phtisie, d'autant mieux que le catarrhe propagé aux bronches provoquait avec l'expectoration et la toux d'alarmants symptômes pulmonaires.

Dans tous ces catarrhes, il y a les toux les plus diverses qui, par cela même, ne se prêtent à aucune description. Le timbre de la parole est sourd, étouffé après efforts soutenus et ingurgitation de poussière.

La durée, l'extension de la pharyngite, bien que dépendant de causes directes assez invariables, offrent, en dehors d'elles, des surprises, des incertitudes qui ne permettent point de formuler des lois.

LES PROCESSUS AMYGDALIENS.

L'amygdale est un amas de tissu lymphatique en continuité avec celui qui entoure la partie haute du pharynx et la base de la langue.

Elle a les fonctions de ce tissu, et sécrète en proportions diverses des globules blancs, souvent avec l'activité et l'abondance qui constituent la suppuration. En connexion intime avec la composition du sang, elle subit, comme tous les tissus de cet ordre, les contre-coups de ses altérations par le gonflement, l'hypertrophie et la suppuration; elle est le réceptacle des produits de déchets carbonatés et phosphatés, attribut spécial de la goutte; reçoit et déverse dans les tissus qui l'entourent, la propre composition de ses humeurs, ses globules blancs, sa purulence, les matériaux solides. Elle est peut-être la voie que suivent les processus infectieux de la rougeole et de la scarlatine pour pénétrer et porter dans les ganglions leurs lésions destructives.

On a remarqué chez beaucoup d'enfants l'habitude de dormir la bouche ouverte, et l'on attribue à l'influence de l'air l'irritation et le développement des amygdales. Je crois que nous serions plus dans le vrai en posant inversement la question. L'enfant ne dort-il pas la bouche ouverte, parce que ses amygdales sont trop développées? Ce vice congénital est en effet commun, et l'enfant en hérite comme de tous les attributs du lymphatisme.

Quant à ses pertuis largement ouverts, à ses anfractuosités en l'absence de tout abcès antérieur, ne témoignent-ils pas de l'activité du rôle que, de par la constitution, ces petits organes sont appelés à remplir? Ils charrient et déversent des globules blancs, et cette fonction leur est si bien départie que, lorsqu'une surface, un foyer suppurants éliminent du corps des globules blancs, immédiatement, les fonctions de l'amygdale se ralentissent (Störh).

L'hypertrophie congénitale des amygdales traduit une modalité constitutionnelle du lymphatisme exagéré qui voue l'organisme dépourvu de résistance à l'anémie, à l'accumulation des globules blancs, aux gonflements ganglionnaires, aux suppurations abondantes.

Chose très sûre encore, c'est que ces organes, en cet état, sont les plus tributaires d'affections pathologiques. Un catarrhe ne peut s'y établir passagèrement sans susciter une fièvre, une douleur, un abattement, bien faits pour surprendre.

Ses extensions inflammatoires, j'allais dire ses bonds, au pharynx, au larynx, aux cavités des trompes, les poussées ganglionnaires, hypertrophiques et suppuratives, les trajets fistuleux qui s'ensuivent chez les strumeux sont des modalités aussi étonnantes que redoutables.

L'enfance est exposée à payer de douloureux et compromettants tributs : adénites et surdités sont des complications catarrhales qu'il faut toujours combattre et s'efforcer de faire avorter.

L'adolescence conserve l'hypertrophie sans subir les conséquences précitées. Néanmoins, de fréquents rappels inflammatoires, une tuméfaction allant jusqu'à faire se presser les amygdales l'une contre l'autre (*intertrigo amygdalien*) troublant le sommeil et la voix; enfin des foyers chroniques suppuratifs, des formations crayeuses ininterrompues autorisent l'ablation des amygdales.

Quel lien mystérieux relie l'utérus aux amygdales? Par quelle voie cachée, en vertu de quelle sympathie ses premiers molimen menstruels y développent-ils un érythème, une fluxion aiguë, une douleur étranges? Ces phénomènes prouvent une fois encore leur étroite connexion avec les fonctions et les qualités du sang.

HERPÈS GUTTURAL.

Des affections inflammatoires des amygdales peuvent devenir le point de départ de lésions chroniques de l'arrière-gorge.

C'est ici le lieu de parler de l'herpès amygdalien. Je parle de celui qu'accompagne une inflammation violente, non de celui qui en est dépourvu.

C'est dans ces sortes d'angines à herpès, surtout par leurs récidives, que des abcès phlegmoneux creusent et déchiquètent les amygdales; plus tard, leurs foyers vidés, mais non toujours taris, collectent, outre les produits de sécrétion généralement altérés, des détritus alimentaires. Ce mélange irritant entretient une atmosphère congestive qui se dissémine dans toute la gorge et favorise le développement de ses lésions chroniques, surtout de l'acné et des épaississements latéraux du pharynx. Ces épaississements, à leur tour, peuvent exalter une sensibilité, parfois névralgiforme, troubler le mécanisme de la déglutition et celui de la voix, en diminuant l'élasticité du pharynx, partant, sa faculté d'élongation et de retrait, enfin l'ouïe elle-même, par extension aux trompes d'Eustache. (Consulter les travaux de *Czermak*, *Michel* et *Stork*, *Bruns*, *Schmidt*, *Hering*.)

Il est difficile de dire si l'herpès, perdant sa limpidité, devenant lactescent, purulent enfin, n'infecte pas l'amygdale en l'inoculant en quelque sorte par les orifices de ses cryptes sur lesquels il greffe et moule ses vésicules ou si, inversement, il ne reçoit point les éléments de sa pustulation des conduits et des profondeurs déjà enflammés de ces cryptes.

Ne voit-on pas des abcès dermiques tantôt précédés, tantôt accompagnés ou suivis de pustules aérolaires superficielles. A la peau aussi bien qu'aux amygdales à qui la priorité?

D'autre part, l'herpès peut avoir une évolution subaiguë tellement peu démonstrative, parfois même indolente, que je ne la signalerais pas si, plus d'une fois, je n'avais remarqué un phénomène singulier de sensibilité, après la rupture de ses vésicules.

Je fus consulté un jour par un client, qui éprouvait des piqûres douloureuses à la gorge, juste au niveau d'une amygdale; un autre y accusait la sensation d'un petit corps étranger qui l'écorchait; un étudiant vient me prier d'enlever de sa gorge une prétendue barbe d'artichaut, qui sollicitait d'inutiles efforts de déglutition; enfin, c'est un confrère qui arrive tout exprès de province pour faire extraire un crin de brosse à dents qui pique l'angle de la gorge, le fait horriblement tousser et provoque des spasmes gutturaux et des envies de vomir.

Dans tous ces cas, passant un tampon d'ouate sèche *loco dolenti*, je mis à nu les érosions d'herpès et ramenai les débris de leur pellicule mortifiée. Et cependant, une fois la lésion prêtait au doute entre l'herpès et l'acné. L'acné provoque aussi des symptômes de gêne assez analogues et l'on ne saurait s'étonner de l'hésitation ni de l'incertitude du diagnostic, quand on songe au désaccord de maîtres en dermatologie. Même la description de Lasègue laisserait des doutes entre la réalité de l'herpès et l'inflammation des glandules.

Se souvient-on de cette éruption, sur laquelle MM. Bazin, Cazenave, Devergie, Gibert et Hardy portèrent cinq diagnostics différents? Bazin y vit un hydroa; Devergie, un herpès iris; Gibert, un herpès; Hardy, un érythème papuleux; Cazenave, un érythème poussé jusqu'à la vésication.

Laissant de côté l'acné, entre les herpès eux-mêmes, que de sujets d'étonnement! Lasègue ne peut se défendre de quelque scrupule scientifique, en réunissant sous le même nom d'espèce deux herpès, qui se rapprochent par l'aspect et diffèrent tant par les symptômes : l'un, si faiblement accusé, passant parfois inaperçu; l'autre, allié aux angines les plus violentes et s'annonçant *avec la solennité des maladies graves des organes fondamentaux de l'économie.*

Ne doit-on pas rechercher, dans une question de causalité, la raison de ces différences? L'herpès véhément, qui naît de l'impression du froid, n'est-il pas le signe extérieur d'une névrite, affection rhumatismale, qui, du cordon nerveux, remonte à son point d'origine dans le cerveau et actionne le cerveau lui-même ? Témoins, le pouls dur et fréquent, cet appareil tumultueux, parfois jusqu'au délire, cette convalescence lente, difficile, caractérisée chez certains par un abattement qui va jusqu'à la prostration, et, dans un cas que cite Lasègue, *eût presque mérité le nom de parésie*. Enfin, chez un malade dont le Dr Delpech lui fournit l'observation, ce délire mélancolique se déclara pendant la convalescence, se prolongea une huitaine de jours et guérit complètement dans l'espace d'une nuit, non sans avoir causé de vives appréhensions.

L'autre herpès, que je nommerais volontiers asthénique, s'observe chez des sujets pourvus d'amygdales très développées, peut-être sous l'influence d'une sécrétion exagérée, soit que sa présence irrite les tissus, à la manière de tous les *secreta* non expulsés et stagnants, soit qu'un changement s'opère dans sa composition, il y a matière à la poussée d'herpès.

Celui du prépuce évolue dans des conditions analogues : tantôt sous l'influence de l'accumulation de la matière sébacée dans sa rainure ; tantôt à la suite d'une alimentation échauffante, ce qui donne à supposer que la nature de la sécrétion a été, par ce fait du régime, modifiée pathogéniquement.

D'ailleurs, des acnés simultanés en des régions très éloignées, au cou par exemple, une exagération de pityriasis dénotent que divers appareils glandulaires sont mis en demeure par une même cause. L'ordonnance d'un régime doux, de lotions alcalines détersives, dissipant bien vite des désordres superficiels, achève de démontrer l'unité d'origine.

Cependant, je me garderais bien de nier l'influence du froid sur l'éclosion de l'herpès guttural ; le froid, impressionnant pathogéniquement, paralyse les fibres musculaires, les tuniques des canaux excréteurs et aboutit au même résultat de rétention, et peut-être d'altération de leurs produits.

ACNÉ GUTTURALE.

L'acné gutturale est une *pustule* ou *granulation purulente*, ayant pour siège les glandes mucipares, et pour lésions similaires les glandes de Tyson, chez l'homme, des petites lèvres chez la femme.

L'acné se montre, par conséquent, sur tous les points de la muqueuse pourvus de ces cryptes, et proportionne aux leurs son développement et son activité.

Or, ces glandes ont une répartition, un volume remarquablement inégaux : rudimentaires au voile du palais, peu développées à la partie postérieure du pharynx, davantage en avant, multipliées à l'arrière-cavité des fosses nasales, volumineuses aux amygdales, enfin, richement réparties au-dessous et autour des trompes d'Eustache, à la portion intermédiaire, aux amygdales et à la langue ; là aussi est le foyer de l'acné.

1° *Mode* (simple, de Lasègue). — Le meilleur type qu'on puisse en offrir est ce petit bouton blanc jaunâtre, acuminé, cerclé de rouge, qui éclôt isolé ou en groupe, au bord libre du nez, à sa cloison, à la commissure et au pourtour des lèvres, parfois sur le front en corymbes, assez souvent après un excès, une nuit d'insomnie ou plusieurs heures passées au milieu de poussière d'appartement. Seulement, tandis que cette acné est réduite à un, deux, trois points, rarement davantage, l'acné amygdalienne pousse par processus successifs de huit à dix pustules dans ses lieux d'élection, même jusqu'aux piliers antérieurs et au pharynx. Son évolution éphémère ne laisse pas de traces.

On en est averti, au nez, en se mouchant ; aux lèvres, quand on les presse, par une sensation de piqûre désagréable ou douloureuse, semblable à celle qui résulterait de la pénétration d'une aiguille dans les tissus; cette sensation rayonne autour du foyer avec un caractère de douleur contusive.

En comprimant ainsi l'acné gutturale, on provoque la même sensibilité et une toux réflexe éclatante, et d'abord sèche, puis suivie d'un rejet de mucus abondamment sécrété.

Les mouvements de déglutition infiniment plus doux ne la font apparaître qu'en perdant leur onctuosité, par exemple, la nuit au réveil, après des efforts soutenus de voix et dans toutes les circonstances où la gorge est desséchée; le frottement des membranes opère alors un chatouillement provocateur; partant une gorgée d'eau, de salive la modèrent ou la préviennent.

Son caractère est donc saccadé, intermittent, et quand le larynx est indemne et que, réduite à ces proportions, l'acné n'entrave pas les mouvements du pharynx, la voix est intacte.

Le timbre métallique de la toux doit provenir de la sécheresse de la muqueuse. Sa dépendance de l'acné est nettement notifiée par son redoublement, sa fréquence proportionnée au nombre des pustules, c'est-à-dire des excitations.

2° *Mode* (acné pustuleuse, de Lasègue). — Caractérisée par deux, trois pustules, pas davantage, du volume d'un très petit pois, non douloureuses à la pression, ne causant de souffrance qu'à leur maximum de tension, sollicitant alors, c'est-à-dire après plusieurs jours et même plusieurs semaines, des mouvements de déglutition d'autant plus réitérés qu'ils sont vains; enfin des efforts de toux qui rompent l'acné, expulsent ses grumeaux crayeux. L'inflammation, causant à sa phase d'acuité un enrouement parfois incommodant, non seulement n'est point douloureuse, mais hâte cette déhiscence et met fin à une gêne pénible. Quand elle est précoce, le noyau encore fluide est inconsciemment dégluti; mais il a généralement le temps de se concréter en petites masses crétacées ou stalactites. Certains sujets en recèlent dans leurs amygdales de véritables carrières; la ténacité de l'affection fait leur désespoir.

Cette hypocondrie, alliée à l'habitus invétéré de l'acné, que Lasègue nomme *tempérament acnéique*, devrait remonter peut-être au vice herpétique qui le crée et met au service de ceux qui en sont nantis un si riche fond de mélancolie à exploiter.

3° *Mode* (acné indurée, de Lasègue), qu'on pourrait appeler aussi *suppurative chronique*.

Ce sont des efflorescences successives d'au moins vingt pustules à la fois, de la petitesse d'un grain de mil, dures, résistantes comme celles de la portion interne et supérieure de la cuisse, ainsi indurées et tenues béantes, une fois évacuées, par une infiltration plastique de leurs parois, qui gaufre ensuite et épaissit les cicatrices. Cette confluence ne s'observe que parce que des affections angineuses antérieures ont diminué la résistance des tissus et fourni ainsi un terrain favorable. Celui-ci donc fait évoluer l'acné et livre à la suppuration ses glandules altérées. Telles, les surfaces eczémateuses cutanées qui se compliquent parfois de pustulation. En un mot, les lésions de l'acné sont proportionnées à la décadence des tissus. Dans les intervalles des pustules, la membrane gutturale est tomenteuse, indolente, violacée et sillonnée de linéaments vasculaires ; ce n'est que quand a lieu la poussée éruptive qu'elle se couvre d'une vive rougeur.

La voix est souvent rauque, sourde. La toux expulse, mêlées aux mucosités, des matières purulentes fluides ou demi concrètes, moulant encore leurs cratères acnéiques et cryptes amygdaliens. On y retrouve parfois une certaine analogie avec celles des ganglions scrofuleux, caséeux et crayeux à la fois, assez semblables aussi, comme couleur et consistance, aux dépôts gris verdâtre granuleux de tartre dentaire, encore onctueux, s'écrasant entre les doigts, les huilant en quelque sorte, enfin d'odeur repoussante.

Ces matières dégluties peuvent bien devenir l'origine de ces embarras gastriques, existant chez certains angineux qui avalent leurs mucosités.

Nous avons précédemment parlé des épaississements pharyngiens; mentionnons l'oblitération de l'orifice des trompes d'Eustache par une cicatrice, mal alors irrémédiable.

Cette affection est heureusement rare et presque toujours dévolue au jeune âge. Après un certain nombre de récidives, l'acné disparaît définitivement et comme d'elle-même, non sans avoir maintes fois déjoué les traitements les plus variés. C'est alors que peuventco mmencer pour le scrofuleux les proliférations, hypertrophies et suppurations ganglionnaires lentes.

J'en ai pour ma part observé deux cas, offrant avec l'acné des connexions étroites.

Or, faudrait-il attribuer ces guérisons spontanées et définitives d'acné aux accidents ganglionnaires, métamorphose et phase plus avancées d'une même maladie, laquelle, d'après les conclusions un peu forcées, il est vrai, de Bazin, ne réunirait jamais longtemps les formes de deux périodes? L'acné passe, mais la maladie demeure et se démontre autrement. En considérant ces adénopathies, on est dans le doute de décider si elles sont sympathiques de la lésion ou diathésiques, c'est-à-dire manifestation plus sévère du vice organique profond qui, antérieurement, se signait par l'acné.

Le clinicien trouve un haut intérêt à ce problème, surtout en méditant les paroles du médecin de l'hôpital Saint-Louis : « L'acné peut se terminer de plusieurs façons différentes : d'une manière générale, on peut dire que c'est une affection fixe qui accomplit toutes ses périodes dans le lieu où elle est née et ne subit point de métastase. Du moins peut-elle dégénérer en une affection grave, si le malade est sous l'influence d'une maladie constitutionnelle ou en subit les effets. Vous aurez sans doute l'occasion d'observer la transformation *in situ* d'une couperose en lupus, d'une scrofulide acnéique en scrofulide crustacée ulcéreuse, des pustules de l'acné en éléments cancroïdaux ou carcinomateux. (*Affections génériques de la peau*, t. II, p. 252.)

Il y a un *tempérament acnéique*, comme un habitus herpétique, et tous les sujets ne se prêtent ni à l'acné, ni à l'herpès. Nombre de causes sont communes aux deux lésions.

Diverses substances, iodures, café au lait, alcools, irritants alimentaires, la malpropreté habituelle de la bouche, accumulant sous la langue, à l'isthme du gosier et aux amygdales, matière à foyer fermentescible, suscitent surtout l'acné des deux derniers modes; leur suppression guérit ou atténue l'acné.

L'acné simplex aiguë viendra aussi de l'action du froid, des veilles, du régime excitant, des poussières, en même temps causes d'herpès.

Des femmes mal réglées recèlent à la fois l'acné aux régions sexuelles et gutturales.

La grande tribu des chlorotiques qui englobe tant de personnalités pathologiques diverses fournit nombre d'acnéiques.

L'affaissement moral, troublant spécialement l'innervation et la circulation des tissus les plus rapprochés du cerveau, partant ceux de la gorge, les sévices d'angines antérieures et de l'angine chronique ensemencent pour ainsi dire l'acné. L'accumulation du sang, dans ces congestions à demeure, encombre les appareils glandulaires d'un surcroît d'éléments qui dépasse la mesure, enraie leur activité : encombrement et acné.

A l'égard de certains sujets, je le répète, cette interprétation est plausible; pour quelques-uns elle est hasardée, pour d'autres enfin inadmissible. On voit l'acné greffée sur des tissus d'apparence saine; il y a donc alors aptitude pathologique impliquant le plus souvent l'hérédité directe ou collatérale, d'autres fois l'atavisme. Surtout en fait de noyaux crétacés, d'amygdalites, il n'y a guère prétexte à douter d'un vice transmis.

Je n'ai discuté ainsi la question de genèse que pour arriver à un traitement méthodique, et faire ressortir la supériorité absolue du thermal, le seul qui s'adresse à la fois à la lésion locale qu'il efface et au vice constitutionnel que ses propriétés épuratrices et toniques ont le pouvoir de modifier.

LARYNGITE CHRONIQUE SIMPLE.

Le larynx reçoit dans son vestibule l'épanouissement de la membrane du pharynx, comme celui-ci celle du nez. On ne saurait donc s'étonner qu'il partage fréquemment ses fortunes; peut-être, en certains cas, l'associe-t-il aux siennes propres.

Le premier signe qui dénote la participation du larynx c'est une sensation de chatouillement provoquant une toux sèche, convulsive ou saccadée et comme brisée parfois, pouvant être arrêtée aussi ou momentanément calmée par une gorgée d'eau tiède ou froide qui lubrifie le pharynx; preuve nouvelle de l'intime sympathie des deux organes.

Plus tard, c'est une toux qui change de caractère : elle n'a plus le ton strident et sec d'auparavant, elle est humide, raclante, parfois quinteuse jusqu'à l'instant où elle a détaché et rejeté un petit amas de mucosités, fusiformes et albumineuses.

On remarque des modifications inaccoutumées de la voix devenue grave, rauque, défaillante surtout subitement dans le timbre clair.

C'est la période fluxionnaire durant laquelle une coloration rouge se répand irrégulièrement d'avant en arrière sur la face postérieure de l'épiglotte, sur les replis aryténo-épiglottiques, le vestibule et finalement les cordes du larynx. Il n'est même pas rare, à cette phase première, de voir se dessiner de délicates arborisations vasculaires en divers points de l'organe, sur les lèvres même de la glotte, rarement encore relâchées ou moins tendues.

Sur les plus superficiels de ces petits vaisseaux, on discerne parfois de minces dilatations ampullaires. Leur rupture, à la suite d'efforts de toux, serait peut-être l'origine de ces hémorrhagies gutturales, attribuées autant à l'arthritisme (compris sous le nom de diathèse congestive) qu'à l'herpétisme et à la scrofule, hémorrhagies analogues à celles que Lasègue fait provenir des vaisseaux du pharynx, avec pronostic de phtisie.

Plus tard, quand se déclare le catarrhe, que ces premières lésions ont précédé, préparé peut-être les cordes vocales supérieures étroites, laminées, se renflent, débordent, se colorant de plus en plus.

Isambert, qui aux cours de ses intéressantes leçons fait maintes fois souvenir qu'il a fréquenté l'Ecole des Beaux-Arts d'Athènes, les compare, par rapport aux inférieures restées plus ou moins blanches, à *une tenture formée de deux paires de rideaux superposés, les rideaux rouges placés les premiers ne laissent apercevoir que la frange des rideaux blancs.* Et il ajoute avec raison : « Au premier abord, un observateur inexpérimenté pourrait prendre les cordes vocales supérieures, ainsi augmentées de volume, pour les cordes vocales inférieures malades ; mais en faisant faire au malade de larges inspirations, on peut facilement apercevoir le bord des vrais ligaments vocaux. » (*Maladies du Larynx*, p. 76.)

C'est encore lorsqu'une ample aspiration d'air élargit la glotte qu'on aperçoit, en certains cas, un débordement de la muqueuse sous-glottique, faisant hernie dans l'écartement des cordes vocales.

L'image d'Isambert se trouve renversée. La frange relativement blanche ou plutôt rouge atténué est superposée aux rideaux rouge sombre formant alors doublure.

Mais quand le tissu sous-glottique est affecté à ce point, les cordes vocales ont déjà perdu ce nacré marginal, cette minceur rubanée à la fois souple et rigide.

Le molimen sanguin dessiné tout alentour et jusqu'à leur superficie les envahit franchement et élabore leur transformation.

Ce sont d'abord de fins linéaments vasculaires qui, le plus souvent, longent leurs bords. Peu à peu, çà et là, ils se détournent de ce parallélisme pour fusionner, se fondre en une teinte rouge diffuse, plus accusée par places, notamment au point d'intersection des commissures. Là, leurs houppes serrées simulent « *un léger coup de pinceau trempé dans du carmin.* » (Isambert.)

Parfois ce coup de pinceau sombre, livide, sorte de tache ecchymotique, révèle un épanchement de sang sous-jacent.

Si des efforts insolites de voix, de toux, des violences, en un mot, n'en sont la raison, il faut y voir la signature et les menaces d'une diathèse et, en tous cas, veiller. Que le sujet maigrisse, le doute n'est plus permis.

Ce coup de pinceau répond encore à des enrouements rebelles. Lorsque, en d'autres cas, ces enrouements se produisent sans signe apparent au larynx, Krishaber croit devoir les rapporter alors à des granulations de la face inférieure des cordes ; mais ce n'est là qu'une hypothèse et d'autre part les seules complications pharyngiennes peuvent voiler la voix jusqu'à l'étouffer.

De pareils enrouements coïncidant avec l'ecchymose glottique doivent surtout rendre attentif à une congestion active du poumon. Deux exemples m'en ont été fournis pendant le traitement thermal, lequel peut avoir été d'ailleurs le promoteur unique de ce désordre.

Que deviennent les glandes en un tel milieu ? Bien avant que l'organe ait atteint ce degré de congestion, perdu même de sa coloration rose normale, on observe dans les portions les plus richement pourvues de glandes (l'espace intercartilagineux, les bords de l'épiglotte, le vestibule), une petite ondulation, superficielle de la membrane, inégale et souvent sans fixité ; celle-ci est rarement grenue et ridée comme celle du pharynx.

Bien que souvent hypertrophiées et saillantes, en avant et en arrière des cartilages de Wrisberg, jamais les glandules ne resssortent avec cette netteté, cet ovale blanchâtre dessiné et comme sculpté dans la membrane pharyngienne.

Les contours de l'épiglotte peuvent apparaître sinueux, froncés, bossués même et frangés de chassie. L'hypertrophie est plus sensible encore à sa base.

L'appareil glandulaire des cordes est le dernier atteint. Les supérieures offrent plus rarement que les inférieures le relief franchement granuleux.

C'est au niveau du *coup de pinceau* un renflement adouci, et autour, un fin piqueté granité blanc ou gris rougeâtre, dû à l'exfoliation de l'épithélium.

Le plus souvent, en effet, à la congestion soit en préparation, soit en cours et, à plus forte raison, à la congestion chronique, succèdent la prolifération et le déchet épithéliaux, substituant à l'onctuosité lisse et reluisante des cordes, au nacré gris perle de leurs bords, une surface terne, dépolie, recouverte de mucosités glutineuses, cause de dysphonie et d'accès de toux.

Cette disposition est bilatérale et asymétrique. Cette asymétrie serait marque d'herpétisme (Isambert).

Peut-être les scrofuleux dissimulent-ils ces signes sous un certain degré d'œdème et de tuméfaction auxquels se prêtent si aisément leurs tissus sans consistance.

Peut-être encore c'est à leur diathèse si disposée à l'exubérance et au désordre végétatifs (Baudelocque, Bazin) qu'on devrait attribuer ces granulations exceptionnellement volumineuses des cordes, granulations dont l'excès d'émergence constitue un polype sessile, variant, si on l'abandonne à ses progrès naturels, de la grosseur d'un grain de chènevis à celle d'un pois (Krishaber).

MM. Weld et Turk ont fourni une étude complète de la *laryngite hypertrophique*.

D'autres néoplasies qu'on ne rencontre pas à l'état normal ont été signalées sous le nom de *métamorphoses dermoïdes* par Foerster.

Krishaber a vérifié par des autopsies la prolifération de l'épithélium des canalicules et culs-de-sac glanduleux. C'est de l'accumulation de son déchet que ces petits organes tiennent leur irrégulier gonflement, gênant la circulation et déterminant une réplétion vasculaire, origine d'hémorrhagies et d'extravasats sanguins.

Toute ulcération de ces tissus doit faire appréhender l'infection tuberculeuse, cancéreuse, scrofuleuse, syphilitique ou le cumul de ces deux derniers vices, la scrofulo-syphilose héréditaire ou personnelle.

Symptômes de la laryngite chronique simple. — Ce sont, avant tout, des altérations de la voix qui vont du simple timbre voilé à l'aphonie absolue. Nous leur consacrons un chapitre spécial.

La toux est aussi variable. Bornée au simple — *hem* — guttural, sensible surtout au réveil, et à des mouvements isolés et éloignés, ou fréquente, quinteuse, tantôt sourde, tantôt pleine d'éclat, rauque, éraillée ou bien timbrée, assez souvent sifflante, parfois éructante, semblable à un rapport étouffé en des cas de fluxion aiguë et d'œdème glottique.

La voix change, la toux naît ou redouble, plus souvent en passant du froid à la chaleur que de la chaleur au froid.

Dans le premier cas, la congestion vasculaire est soudaine, en masse, et le délicat tissu est hors d'état de la subir sans protester. Ces phénomènes morbides, dysphonie et toux, sont toujours étroitement dépendants de l'abondance de la vascularisation laryngée.

Le froid humide est des plus mauvais, même pour un organe légèrement atteint tandis qu'un degré avancé du mal s'accommode assez bien du froid sec.

Souvent l'haleine est courte et une forte inspiration, comparée par certains sujets affectés à une coulée d'eau glacée, même dans une atmosphère tiède, provoque des accès de toux.

D'autrefois, des malades sont incités à de larges aspirations par une gêne, pleine de malaise, comme la sensation d'un corps étranger qui irrite la gorge et intercepte l'air. Le plus souvent, c'est une mucosité adhérente et concrète ; les membranes frottent à son contour sec et rugueux. Le passage des aliments bien mastiqués, quelques gorgées d'eau tiède, mettent fin à ces symptômes en faisant déglutir ou rejeter le mucus.

Quelques malades éprouvent la sensation, fausse évidemment, du contact des aliments, effleurant le larynx ; surtout celle d'une boisson froide, extrêmement sensible, les rend très affirmatifs. Même après qu'ils ont dégluti, la persistance de cette sensation les convainc qu'il est demeuré en un point déterminé de l'organe, quelques gouttelettes de liquide, quelque parcelle grenue d'aliment échappées à la déglutition, dont ils renouvellent inutilement les efforts. Quand on leur demande de préciser le siège de ces impressions, ils montrent les parties latérales et postérieures du larynx, juste le niveau des gouttières laryngées.

La membrane est-elle plus enflammée et plus sensible à cet endroit? Sont-ce les contours de l'épiglotte dont l'hyperesthésie est extrême, au passage du bol alimentaire? Peut-être les épaississements latéraux du pharynx arrivent-ils jusqu'à l'épiglotte et entravent-ils la mobilité de son jeu, offrant accès à quelques molécules alimentaires, au point que certains sujets sont pris, à table, d'accès de toux, d'efforts de vomir? Est-ce enfin, d'après l'explication d'Isambert, une erreur d'interprétation du malade qui rapporte au larynx des sensations ayant leur véritable point de départ dans le pharynx, erreur qui s'explique par une communauté d'innervation ?

Quoi qu'il en soit de ces confusions de sensibilité, les malades sont tenus à des précautions infinies pour éviter l'engouement et ses pénibles quintes de toux.

Le catarrhe est fort peu de chose par lui-même. Le plus souvent, il mêle ses produits à ceux du pharynx, et parfois à ceux de la trachée et des bronches. De telle sorte que la forme noduleuse, pelotonnée et réduite des crachats laryngés se trouve être inappréciable.

Sauf les révélations laryngoscopiques, assez souvent insuffisantes, les signes extérieurs de laryngite chronique sont à peu près nuls. On a cependant noté quelques gonflements de la région correspondante du cou, des pressions douloureuses au niveau des cartilages.

Le timbre rapeux que le Dr Barth a perçu dans l'auscultation du larynx est plus probant de l'art d'un praticien, passé maître en ces matières, que du degré et de la nature des lésions. D'après le Dr Hastings, la sibilance et le timbre métallique de la respiration, dans le larynx, dénoteraient son ulcération. Cela mérite encore étude.

La gêne, la douleur provoquées au niveau de l'épiglotte et en arrière du larynx par la pression du bol alimentaire, une chaleur persistante en ces organes sont signes d'un mal en progrès.

La dyspnée et la suffocation sont exceptionnelles dans la laryngite chronique simple; apparaissant et disparaissant subitement, elles proviennent du déplacement de papillomes et végétations glottiques ou, avec d'autres caractères, sont le fait de l'asthme.

La douleur locale, la fièvre vespérale, les frissons, les sueurs nocturnes, l'insomnie, la diminution croissante des forces et de l'appétit, doivent mettre en garde contre une phthisie ou une syphilis laryngée. Néanmoins, tout en y songeant, il ne faut point se hâter de conclure, d'autant mieux que les récidives et la ténacité de certaines affections chroniques gutturales entraînent, chez les sujets naturellement mélancoliques, une prostration morale dont la santé évite difficilement le contre-coup.

Somme toute, la plupart des phénomènes que nous venons de passer en revue se rattachent par des liens communs à la nomenclature symptomatologique de la pharyngite chronique, et conséquemment à un traitement commun, presque en tous points.

Je rappelle qu'il existe vers le milieu et de chaque côté du larynx deux replis membraneux élastiques, superposés et séparés par un creux. Ces replis sont les *cordes vocales* supérieures et inférieures ; les creux, les *ventricules* ou *sinus laryngés*. La *glotte* est l'espace compris entre les cordes droites et les cordes gauches. L'orifice glottique est créé par la contraction et l'écartement des cordes vocales inférieures, seules génératrices du son ; cet orifice livre passage à l'air. Ce passage de l'air venant du poumon, sous une certaine pression, à travers les bords tendus de la glotte, les fait vibrer et produit le son.

Plus la glotte est rétrécie, plus le son est aigu ; si elle est large, le son est grave.

Les cordes vocales supérieures, bien qu'elles ne vibrent pas, ont encore un rôle dans la phonation, dans le cri, surtout dans la voix de fausset; elles s'appliquent alors sur les inférieures qui ne peuvent plus vibrer que par leurs bords (Muller).

Les sinus aussi ont leur importance. On lit dans les remarquables *leçons d'anatomie et de physiologie humaine et comparée* du très savant et regretté Dr Auzoux, que, dans quelques grands animaux, comme le lion, le larynx présente un développement énorme. Mais il n'y a qu'une corde vocale de chaque côté, et point de sinus laryngé. Aussi, le son est-il toujours le même.

Dans le singe, au contraire, nous trouvons deux cordes vocales et un sinus laryngé ; mais ce sinus représente un énorme sac dans lequel se perd le son, ce qui rend l'articulation des sons impossible (p. 125).

La voix se forme donc dans la cavité de la glotte ; nous verrons qu'elle se perfectionne encore et se renforce dans des appareils supérieurs.

Il est certain que la dysphonie et l'aphonie des phthisiques sont imputables, avant tout, aux infiltrations, ulcérations et pertes de substance laryngiennes, enfin aux lésions pulmonaires ; mais on peut invoquer comme part efficiente le développement énorme qu'atteint chez quelques-uns l'arrière-cavité des ventricules, puisqu'il réalise ainsi la disposition simienne.

D'autre part, le remplissage et l'effacement du ventricule par le mucus, prive la voix de l'influence qu'exerce sur son timbre une telle cavité de résonnance et de renforcement. Probablement il s'y ajoute, en quelques cas de ce genre, un certain degré d'inertie du muscle thyro-aryténoïdien. S'il est incapable d'opérer sa pression sur le ventricule et d'imprimer la secousse qui doit le débarrasser des mucosités qui l'obstruent, il peut encore assez mal remplir son rôle de constricteur et de tenseur de la glotte. Le son rauque et étouffé de la voix tient alors à une double cause ; les efforts de toux enfin entretiennent son éraillement.

M. Guéneau de Mussy dépeint ces concrétions demi solides, cylindriques, longues de 1 cent. 1/2 environ, du diamètre du petit doigt, vertes, et ressemblant assez exactement, pour l'aspect comme pour la consistance, à des morceaux d'asperges cuites. Les malades sont pris tout à coup de quintes d'une violence extrême, ressemblant à des quintes de toux de coqueluche, accompagnées d'un sentiment d'angoisse et de suffocation, quelquefois prolongées au point qu'ils semblent menacés de perdre haleine ; leur figure devient livide, leurs yeux sont sanglants ; puis tout à coup s'échappent et sont projetés à plusieurs mètres de distance, comme lancés par une sarbacane, les crachats que je viens de décrire. Ces crises, chez quelques malades, se répètent plusieurs fois par jour, chez d'autres, elles n'ont lieu qu'à plusieurs jours d'intervalle. (*Traité de l'angine granuleuse*, p. 64.)

Je ne veux étudier que faiblement réalisées, c'est-à-dire par les lésions superficielles ordinaires, la tension des cordes vocales, et partant, la force d'échappement de l'air.

La congestion initiale du larynx s'établit dans sa portion aryténoïdienne; la muqueuse rougit sensiblement, gonfle, l'état granuleux s'y dessine; partant, les bords des ligaments vocaux se rapprochent d'une façon moins juste et la pureté des notes élevées s'altère avec la précision de leur instrument. Ces notes sont les premières atteintes.

L'effet d'une congestion glottique plus avancée, révélée à l'œil par l'effacement du liséré nacré du bord libre des cordes et leur coloration plus ou moins rouge, est une diminution de l'étendue de la voix, c'est-à-dire de l'échelle de sons qu'elle peut parcourir du grave à l'aigu, c'est enfin une prompte fatigue, aussi bien du larynx que du porte-vent trachéo-bronchique; le plus souvent la congestion s'étend jusqu'à lui; d'autre part l'occlusion de la glotte ne pouvant longtemps être ni assez ferme, ni assez juste pour modérer le débit de l'air du poumon, il en résulte l'anhélation, l'essoufflement.

Si l'on veut quand même attaquer la note haute, malgré la pose, la plupart du temps défectueuse, de la voix, le coup de glotte porte à faux, tout au moins manque de netteté; le chanteur, qui le sait, évite la brusque attaque, il murmure d'abord et d'emblée cherche, le plus souvent sans y réussir, à filer le son. Ce n'est que par une tension habile et graduelle qu'il arrive à l'effort. Mais comme la hauteur du son dépend du nombre des vibrations des cordes vocales (plus les vibrations sont rapides, plus le son est aigu), et que, d'autre part, cette hauteur exige leur tension de plus en plus grande à mesure que diminue la force d'échappement de l'air, comme enfin ces cordes congestionnées se lassent généralement assez vite d'en supporter la pression, la hauteur de la voix ne se soutient pas.

Bien souvent aussi le même larynx est inapte à régler les lentes vibrations des notes graves basses; le chant s'exerce dans des limites moyennes et, il faut en convenir, s'y maintient assez aisément quand la congestion ne dépasse pas le plus simple degré de rougeur et demeure l'objet de soins attentifs.

Mais encore pareil chant ne saurait jamais atteindre à une

intensité remarquable ; car l'intensité est l'effet de l'amplitude des vibrations et de la force d'échappement de l'air, phénomènes incompatibles avec une faiblesse organique.

Si, mal avisé, le chanteur s'obstine à forcer sa voix, il tend la poitrine, renverse la tête, enfle le cou, et n'en fait sortir que des cris. Preuve évidente que la voix ne dépend pas de l'effort, mais tout au contraire du libre jeu d'organes sains. Pareille violence d'ailleurs casse la voix.

Que par gêne, fatigue, affaiblissement, altération et trouble organiques quelconques la tension des cordes cesse d'être capable de régler le passage et la pression de l'air expiré, il en résulte des équivalences de hausse, de baisse, de trémulation de la voix ; elle roule, ondule, est disparate, tremble, chevrote, défauts compris dans la dénomination générale de *battements ;* enfin il faut renoncer à la pleine voix de poitrine, qui exige une vibration de toute l'étendue des cordes, et partant, de toute leur puissance.

Qu'il y ait, à un moment donné, défaut de synergie contractile des cordes (un peu de transsudation de lymphe plastique autour d'une granulation peut l'occasionner), il en résulte l'impossibilité de passer insensiblement d'un registre à un autre, de les unir ; la voix trébuche comme à un trou, les chanteurs disent : la voix est trouée.

Si cette asynergie et la lésion qui la cause sont accentuées, la voix est rauque, glapissante, plus ou moins caverneuse, avec un caractère tourmenté, le sujet étant, en réalité, réduit à une corde unique et faisant porter sur elle tous les efforts de la voix. Il est enfin essoufflé, puisque la glotte, ne pouvant plus se rétrécir, est inapte à modérer le débit de l'air qui s'échappe sans mesure.

Que la glotte ferme mal, la pose de la voix ne s'effectue pas, elle s'élève maigre, terne, ou demeure sourde, car l'expiration n'a ni force ni durée, et, pendant tout le jeu vocal, il se fait une inutile déperdition de l'air : alors encore l'essoufflement est prompt.

Quand, au contraire, les bords des lèvres vocales appuient

l'une contre l'autre ou se débordent, la voix est dure, crépitante, pleine de battements, filandreuse et pénible, comme me le disait un chanteur affecté ainsi.

Enfin, à la diminution de flexibilité et de souplesse correspond encore la difficulté, l'impossibilité même de *filer* un son et de parcourir des vocalises.

Si l'accommodation pharyngée le permet, la *voix de fausset* ou *de tête* s'efforce, en bien des cas, de suppléer au *timbre clair*, à la *voix blanche*. C'est la voix naturelle et — bien qu'élevée — dégagée de tout effort. Mais elle demande une intégrité de larynx absolue, tandis qu'un larynx malade suffit encore à la voix de tête ; en effet, l'étroit accolement des cordes supérieures sur les inférieures les laisserait vibrer simplement par leurs bords (théorie de Mandl — la plus plausible) et même les cordes supérieures vibreraient seules (expériences de Segond sur des chats) ; enfin, d'après Pétrequin, la glotte, plus relachée que contractée, se moulerait en trou de flûte, et l'air, heurtant ses bords, vibrerait seul.

Pour que ces dysphonies soient durables et persistent à l'état d'infirmité, il faut que le tissu contractile soit lui-même altéré dans sa texture, soit par hypertrophie et compression glanduleuse, soit par infiltration plastique et œdème, et par toutes les productions d'un catarrhe invétéré. On remarque chez des sujets chroniquement enroués le passage subit du grave à l'aigu par excès de tension des cordes, seule modification répondant à leur effort extrême. Cependant il est difficile, en bien des circonstances, de rapporter au degré du mal celui de l'altération de la voix. Toute mesure échappe, un simple rhume rend aphone.

D'autre part, rien de plus étonnant de prime abord que la voix rude et voilée, chuchotée, en quelque sorte, de certains acteurs dans la conversation, et sa pureté, sa puissance quand elle éclate sur la scène. Il y a là autre chose qu'une gêne analogue, selon l'ingénieuse comparaison de Lasègue, à celle d'un membre rhumatisé que détend l'exercice. On en peut donner une explication plus rigoureusement scientifique : ce phénomène est comparable au retentissement des vibrations du vent qui se brise et murmure sur le biseau tranchant des tuyaux d'orgue ; l'air qui remplit leur cavité de résonnance recueille et enfle de ces vibrations ses seules *harmoniques* qui dominent et laissent dans l'ombre, surtout à distance, le bruit mécanique du choc. De même le chuchotement, le bruit particulier du passage de l'air à travers la glotte, sensible dans la tonalité de la conversation, disparaissent quand la voix éclate, dans le nombre et la majesté des harmoniques (1).

Le Dr Henri Guéneau de Mussy a connu un chanteur dont la voix, quand il parlait, était tellement rauque, qu'il n'abordait la scène qu'en tremblant, mais, quand il chantait, elle sortait parfaitement claire, surtout lorsqu'il lançait une note avec force ; souvent même, à la suite des efforts du chant, sa parole était pendant quelque temps plus nette et plus claire. C'est-à-dire, tant que se maintenait l'activité de la circulation

(1) Les *harmoniques* sont en quelque sorte des individualités sonores de plus en plus élevées et faibles, lesquelles composent un son fondamental déterminé. Chaque son fondamental a son chœur d'harmoniques distinctes qui se groupent et la renforcent pour former une note unique. On ne saurait mieux les comparer qu'au jeu de fournitures des grandes orgues — trois à sept petits tuyaux groupés autour du tuyau principal — dont l'accord à l'octave, à la quinte et parfois (en Italie) à la tierce se fond en une seule note, la plus grave du groupe.

Un corps vibrant communique par influence ses vibrations à un corps voisin, mais celles-ci ne sont perçues qu'autant qu'elles reproduisent la note propre du premier ou sont au moins une de ses harmoniques ; c'est comme un individu qui ne peut répondre qu'à une interpellation faite en sa langue. Les harmoniques ont été analysées par Helmholtz au moyen de petites sphères creuses, sortes d'entonnoirs dont l'évasement recueille les vibrations de l'air, et la pointe, appliquée contre la membrane du tympan, les écoule dans une oreille tandis que l'autre est bouchée.

Cet instrument, nommé *résonnateur*, est fondé sur la propriété qu'ont les membranes, tendues sur une caisse sonore, d'étouffer, à l'exception d'un seul son qu'elles rendent plus éclatant, les sons partiels ou harmoniques d'un corps vibrant.

D'après ses dimensions particulières, chaque résonnateur a un son qui lui est propre ; si ce son ou simplement une de ses harmoniques vient à se produire dans son voisinage, fût-il perdu dans la symphonie d'un orchestre, dans le tumulte d'une foule ou le bruit des éléments, lui seul est recueilli et

développée par la gymnastique des muscles vocaux et la stimulation nerveuse des tissus.

Somme toute, on peut affirmer que les défaillances de la voix se proportionnent aux troubles vasculaires et secondairement à l'abondance du catarrhe.

Comme le dit Cruveilhier (et le larynx des grands animaux le prouve), la voix qui sort de l'orifice glottique est une voix brute. Son timbre, ses modulations, ses nuances, s'ajoutent et s'achèvent en des régions supérieures, dans les cavités des ventricules, du pharynx, du nez, de la bouche, à travers l'épiglotte, l'isthme du gosier, les minces cloisons des sinus de la face, les dents, les lèvres surtout. Ce sont autant de caisses de résonnance qui, dans l'état d'intégrité, prêtent au timbre leurs harmoniques renforcées encore de toutes les sonorités congénères des masses d'air sous-glottiques et pectorales.

Car la trachée et les bronches sont à la fois porte-vent et tubes musicaux. La poitrine elle-même résonne, et frémit surtout durant l'émission des sons graves. Sa capacité aérienne, agrandie par l'art de la poser et de la mouvoir, donnent à la voix un volume, une intensité et des qualités de timbre que modifient encore le calibre et la tonicité de ses tuyaux. Les tuyaux étroits enflent plus d'harmoniques que les larges ; la colonne d'air, en ceux-ci, donnant moins de vibrations séparées, la note grave fondamentale prédomine.

éclate avec force ; et, toutes les fois qu'il renaît, il est repris avec le même éclat.

Le résonnateur est donc plus qu'un instrument d'analyse, c'est encore un multiplicateur. Dans la voix humaine, Helmholtz n'a réussi à distinguer que les six à huit premières harmoniques ; d'ailleurs, au delà, les autres, de plus en plus faibles, sont de véritables dissonnances ; la septième surtout et la neuvième sont particulièrement désagréables à l'oreille. Aussi les facteurs de piano les étouffent-ils sur les cordes en faisant tomber le marteau entre les septième et neuvième portions de leur étendue.

La série appréciable des harmoniques comprend l'octave supérieure du son fondamental, la quinte de cette octave, la seconde octave au-dessus, la tierce moyenne et la quinte de cette octave, et ainsi de suite.

On comprend que le relâchement et la spongiosité des membranes gutturales diminuent leur puissance de genèse harmonique

La trachée, mesurée de la 5e vertèbre cervicale à la 3e dorsale, offre une longueur de 11 à 13 centimètres, mais peut atteindre un raccourcissement de moitié ; 55 à 65 millimètres (mensuration de Cruveilhier, Anat., t. II, p. 265) par le tassement de ces cerceaux cartilagineux. Ainsi fonctionnent certains sifflets d'appeau. Chez les oiseaux, dont les cerceaux s'emboîtent au point que trois ne présentent plus que la hauteur d'un seul, la trachée peut diminuer des deux tiers, réalisant par ce mécanisme le jeu de coulisse du trombone. Et, comme la plupart possèdent deux larynx, l'un placé, comme dans l'homme, à la base de la langue, l'autre, le générateur de la voix, muni d'une double glotte, à la division des bronches, cet emboîtement trachéal diminue la longueur que doit parcourir le son formé dans le larynx inférieur. Ces mouvements de tête, qui allongent ou raccourcissent le tube aérien, sont manifestement visibles quand l'oiseau chante. (Voir leçons d'anat. et de phys. comparées, p. 126, Auzoux.)

Chez l'homme, ce raccourcissement, qui a pour but d'augmenter la force de projection d'air en diminuant son parcours, et de façonner encore la note grave, perd de son effet, et peut le manquer, quand la muqueuse congestionnée et gonflée déborde, par suite du tassement, dans le tube trachéal et réduit, avec son calibre, l'apport et la pression de l'air dans le larynx.

L'épiglotte, dont le rôle spécial est d'obturer les voies aériennes, pendant la déglutition, jouerait encore, selon l'ingénieuse théorie de Magendie, celui de ces molles et légères soupapes placées dans les tuyaux d'orgue pour enfler le son sans modifier le ton.

Presque toujours ses maladies, solidaires de celles du larynx, ont des retentissements sévères sur la phonation.

L'isthme du gosier représente le larynx supérieur des oiseaux muni d'une ouverture contractile qu'ils peuvent rétrécir et même fermer à volonté ; et c'est en grande partie par ce mécanisme que leur petite glotte peut parcourir une échelle de tons si étendue. En effet, on sait que dans les tubes sonores, l'occlusion complète de l'extrémité inférieure fait baisser le ton d'une octave et l'occlusion incomplète fait baisser le ton d'une étendue proportionnelle. Eh bien, l'isthme du gosier sans présenter comme le voudrait Cruveilhier (voir p. 265) un mécanisme tout à fait semblable, peut par la contractilité, la souplesse et l'inflexion de son tissu agir sur le volume de la voix, l'élever, l'abaisser, concourir à la modulation, aux nuances du timbre, remplir enfin un rôle que complète le jeu de la langue et des lèvres.

De même les sons du cor d'harmonie changent, sont modulés selon le degré d'ouverture que la main donne au pavillon.

Le pharynx est un tube membraneux apte à porter sa longueur de 11 à 17 centimètres et inversement à la réduire à 7.

Le diamètre transversal du haut pharynx est invariable : 2 à 3 centimètres ; il est de 5 à 6 dans sa portion buccale et peut être ramené par ses muscles constricteurs au diamètre de la portion supérieure. Le diamètre transversal de la dernière portion, dite laryngienne, peut être porté de 29 à 31 millimètres jusqu'à l'effacement complet de sa cavité.

Ainsi pourvue de son jeu de soupape épiglottique, de son isthme contractile, de sa lame menbraneuse, qui est le voile du palais et dont l'abaissement joint à l'élévation de la base de la langue, peut aller jusqu'à l'occlusion de cet isthme, la cavité pharyngo-buccale se distingue par une résonnance propre, pleine de variations et d'influence sur le timbre vocal.

Kœnig détermine la production de ces sons en portant devant la bouche ouverte l'extrémité du porte-vent d'une soufflerie ou des diapasons de différentes hauteurs, en vibration.

Les sons ainsi obtenus sont ceux des voyelles, chaque voyelle répondant à une configuration spéciale de l'appareil bucco-pharyngé.

L'articulation des voyelles a, e, i, raccourcit son diamètre longitudinal et agrandit le transverse ; o, u, intervertissent ces mesures.

La voix réalisant les sons des voyelles a, e, i est dite *voix blanche* ou *timbre clair ;* adaptée à l'émission de o, u c'est la *voix sombrée.*

D'autre part, les sons a, e, i de la voix claire exigent un large développement de l'évasement bucco-pharyngé et, par conséquent, ne peuvent s'émettre dans toute leur ampleur qu'autant que ce tube membraneux est libre d'entrave. Il doit être en même temps assez rigide pour se dresser dans la direction verticale que parcourt la voix de tête et assez souple pour s'infléchir dans la voix de poitrine.

La contractilité du voile, pour réaliser ces deux modes de chant, a besoin de toute sa flexibilité et du poli de sa surface : dans la voix de tête, il s'applique étroitement contre le haut pharynx, pendant que la luette se raccourcit, pour boucher l'orifice postérieur des fosses nasales ; dans la voix de poitrine cet orifice demeure ouvert et il faut, pour que la voix ne soit point altérée, que les ondes sonores vibrent *séparément*, mais en *même temps* dans la bouche et le nez. Ce synchronisme peut être dérangé par une simple adhérence de mucus concret qui alourdit le voile.

Que ses piliers soient infiltrés, épaissis, tendus ou inversement trop amollis, le rapprochement nécessaire à l'étroitesse tubaire qu'exige la voix de fausset ne peut s'opérer, et, d'autre part, si l'effort suffisant à un rapprochement déterminé dépasse, par suite de ce gonflement, les limites ordinaires, la voix, emprisonnée, s'étrangle ou prend un timbre guttural, strident et criard, surtout dans les tons élevés.

De pareilles discordances naissent de la pression et de l'obstacle qu'opposent à l'effacement du voile sur la voûte pharyngée, en haut et en arrière, le relief de la muqueuse des cornets du nez, laquelle déborde parfois comme un polype ; plus bas et sur les côtés, le poids et le gonflement des amygdales.

Leur hypertrophie peut être assez considérable pour étouffer la voix.

Les épaississements œdémateux, plastiques, les ulcérations, pertes de substances, adhérences et rétrécissements altèrent toujours et parfois suppriment la voix.

Les sévices répétés du rhumatisme aigu de la gorge, la permanence du rhumatisme chronique dont les symptômes, trop variables et point assez précis pour être classés, cependant ne sont plus un objet de doute aujourd'hui, lui imposent des modifications sévères.

Le catarrhe, les granulations à demeure, l'intensité, les récidives de l'acné, de l'herpès, enfin toutes les manifestations congestives altérant longtemps les échanges moléculaires et la nutrition des tissus se traduisent, sauf exceptions, par une déchéance variable de la phonation.

Elle n'est, en général, ni absolue, ni soudaine. Le plus ordinaire effet de la pharyngite chronique est un émiettement de la voix. D'abord, les notes de la voix blanche perdent de leur éclat, de leur limpidité ; le chanteur les sent comme emprisonnées dans un voile, dont il réussit pendant quelque temps, au début de la dégradation, à les dégager, par un exercice préparatoire aux exigences de la scène, mais ce voile les couvre de plus en plus, et finalement les étouffe. La voix de médium, en même temps, se dépouille de son velouté moelleux; il est des inflexions, des passages auxquels elle ne se prête plus, elle se troue enfin.

Au fur et à mesure que sa voix baisse et s'égrène, le chanteur de profession a fait un plus fréquent usage de la voix sombrée qui, donnée dans l'attitude ordinaire, intermédiaire à l'élévation et au raccourcissement du cou, semble le reposer.

Or, elle exige un fort resserrement de la glotte et une vigoureuse projection de l'air, d'autant plus pénible qu'elle astreint à une mesure pleine de contrainte et, quoi qu'il n'y paraisse, à une grande amplification du pharynx.

A ce jeu qui, tout d'artifice, cherche à éluder des défauts d'organe et des difficultés de chant, succèdent, d'abord, le dessèchement des muqueuses, et peu à peu la congestion des cordes et l'éraillement de leurs bords, — la perte de la voix.

— s'il devient une habitude au lieu de rester un secours de circonstance.

La voix sombrée n'est donc qu'un expédient, qui n'offre que des ressources temporaires et réduites, oscillant en des limites restreintes au delà desquelles, — au point où la note sombrée réalise la hauteur adoptée à l'émission de la voix blanche, — la voix blanche doit reparaître forcément.

Après la déchéance du timbre clair, la puissance des notes graves diminue ; ce qui dénote un degré plus avancé d'altération, portant sur un point plus rapproché de la portion interligamenteuse de la glotte (Krishaber). Les notes du médium sont celles qui résistent le plus et ne cèdent qu'à l'extension du mal aux cordes vocales elles-mêmes.

On ne saurait s'étonner de tous ces affaiblissements, de ces dégradations diverses de la voix, quand on songe qu'au lieu de frapper des surfaces tendues et lisses, la colonne d'air demeure plus ou moins à l'étroit, est parfois comme déformée, entre des reliefs inégaux et charnus, baignés de mucosités et engluée de leurs concrétions.

Aussi, la voix parlée est-elle, à ce degré d'altération gutturale, enrouée et d'une raucité *humide ;* comme l'accusent des malades, elle *graillonne.*

La prononciation de certaines consonnes est particulièrement mal réussie : *d*, *l*, qui élèvent le voile du palais ; *m*, *n*, qui l'abaissent ; *r*, qui le fait vibrer. Le mot qu'elles composent n'arrive pas en entier, il est comme en partie retenu et *mangé ;* le raclement guttural : *hem*, l'entrecoupe en vue de débarrasser le haut pharynx de sa glu, ou bien le jeu des lèvres redouble d'énergie et martelle ces mots pour qu'ils parviennent plus distincts. L'angineux a en effet conscience (et parfois son entourage peut discerner) qu'une portion de mot demeure en arrière, étouffée dans sa gorge.

Comme l'a remarqué Lasègue. pour obvier à toutes ces disgrâces de la voix (p. 332), les professeurs, les prédicateurs, obligés de se faire entendre à distance, n'y réussissent que par un artifice de phonation, auquel concourent la gorge, le pharynx et le thorax. Au lieu de se maintenir dans la gamme régulière de leurs moyens, ils procèdent par une série d'efforts, et ils usent d'une tension qui ressemble autant au cri adouci qu'à la parole articulée. Il suffit de déclamer de façon à ce que la voix porte au loin, et d'étudier en même temps les sensations qu'on éprouve pour se convaincre de la tension de l'arrière-gorge qui, à la longue, devient douloureuse.

Somme toute, je crois que ces sujets apportent au début de ce débit particulier de la parole, l'artifice qui rappelle le timbre sombré du chant et, peu à peu, lorsqu'un certain exercice guttural a dissipé la stase veineuse, ils s'élèvent à la tonalité contenue de la voix de fausset, en donnant le plus d'ampleur possible à leur thorax et à l'évasement bucco-pharyngé. Ils mettent ainsi en mouvement la plus grande masse d'air sonore dont ils puissent disposer.

Il est rare que l'homme du monde accorde son attention aux premiers troubles de la parole. Tandis que la plus légère atteinte à la pureté de la voix diminue sa valeur musicale, le langage, expression ordinaire du commerce de la vie, arrive à ses fins par une articulation de sons auxquels on ne demande ni mélodie, ni mesure; il vaut tant que le but est rempli. Des sensations d'abord de malaise, puis la douleur succédant à des efforts de phonation, l'enrouement obstiné mettent seuls en demeure de recourir aux soins.

La fatigue s'annonce par un picotement provoquant une toux qui, peu à peu, si on n'en tient compte, en reposant la voix, devient du toussaillement, puis une série de quintes avec face congestionnée, vultueuse et même avec larmoiement chez les sujets pléthoriques et sanguins.

C'est encore, mais plus particulièrement à la suite d'efforts de langage longtemps soutenu sur un ton élevé, une sensation qui rappelle, d'abord faiblement, puis, si les efforts se maintiennent, avec intensité, celle d'une pression sur une chair contuse, ou celle, très réduite, il est vrai, de la strangulation exercée par l'angine aiguë, en même temps que ses douloureuses tentatives de déglutition. Le pharynx accuse par ce ténesme sa solidarité. A ce degré, la voix est *forcée*, et depuis longtemps d'ailleurs était en souffrance; si elle est guérissable, elle sera dépourvue, même en ses jours les meilleurs, de tout charme et jamais ne pourra fournir longue carrière.

L'angineux en sera d'ailleurs averti par de vagues douleurs, siégeant au niveau des grandes cornes de l'os hyoïde, toutes les fois qu'il aura mésusé de son organe, en exigeant de lui plus qu'il ne peut fournir.

Chez des sujets, à coup sûr prédisposés, on a vu ces abus suivis d'attaque d'asthme.

Les dysphonies et aphonies nerveuses ont des viscissitudes invraisemblables; les soudainetés d'invasion et de départ, apanage de l'hystérie. Venues sous le coup d'émotions, elles cèdent à des émotions plus pénétrantes.

Liées à des processus angineux, elles partagent leurs fortunes; nées de lésions cérébrales, elles demeurent inguérissables.

COMPLICATIONS ET PRONOSTIC DES ÉTATS CONGESTIFS ET GRANULEUX NASO-PHARYNGO-LARYNGÉS.

Ce serait bien téméraire de n'attacher aucune importance au catarrhe chronique guttural. Outre qu'il peut entraver les professions qui réclament un usage spécial de la parole et de la voix, il est de nature à troubler profondément l'organisme (témoin la *dyspepsie* de certains angineux) et peut-être à développer les germes de *maladies mortelles*.

J'ai démontré suffisamment, je crois, que les tissus affectés de la sorte sont tout prêts à fixer et féconder non seulement les éléments, en suspension dans l'air, de la phtisie pulmonaire, mais ceux du *croup* — dont on connaît la douloureuse prédilection pour l'enfance, — de la *rougeole*, de la *scarlatine*, maladies qui naissent de la gorge et s'expatrient pour y revenir s'y compliquer parfois d'une façon redoutable et même fatale. On a vu la variole nécroser le larynx.

La syphilis, le rhumatisme, l'érysipèle, toutes les maladies enfin trouvent dans la gorge un accès d'autant plus facile et sûr que sa résistance a faibli, par suite de sévices antérieurs d'une affection chronique quelconque.

C'est de la gorge ainsi altérée que partent ces *molimen ganglionnaires*, si désastreux pour les scrofuleux et les constitutions molles.

C'est donc bien à la gorge qu'on pourrait encore très justement appliquer la dénomination des anciens à la veine porte : *porta malorum*. Le puissant anneau lymphatique du pharynx est peut-être la voie de pénétration la plus directe de toutes nos maladies infectieuses.

A tant de titres, l'état granuleux chronique, le catarrhe guttural méritent soins et attention.

Je tiens maintenant à mettre en relief une genèse du *tubercule pulmonaire* dont, jusqu'à ce jour, les auteurs ont négligé de pénétrer les causes.

On connaît la remarquable tendance qu'a parfois le catarrhe guttural à envahir la trachée et les bronches.

Pour qui est familiarisé avec l'habitus des maladies de la peau, dont les membranes muqueuses ne sont que l'expansion intra-viscérale, le point où une maladie a sévi sera toujours celui où elle se reportera de préférence.

Je suis même persuadé que presque tous ces enrouements, ces toux éclatantes, qui existent sans raison apparente à la gorge, tiennent à un état granuleux des petites bronches; que le même état passé inaperçu au pharynx, ou l'*hérédité*, dont les manifestations ne sont, somme toute, que des *récidives ataviques*, en un mot que des prédispositions antérieures ont rendu le point faible.

Nous en avons surtout la preuve aux eaux, où viennent se liquider le plus d'héritages morbides.

Or, l'état granuleux ne saurait migrer ni se fixer d'emblée aux bronches et à leurs prolongements, de plus en plus ténus, sans diminuer d'abord leur calibre, et, partant, l'oxygénation du sang — premier degré de *misère physiologique*, — ensuite sans y déverser ses produits de muco-pus épithélial dont la régression, les métamorphoses putrides créent sur place le tubercule.

Et si les sommets du poumon sont le lieu d'élection du mal, c'est qu'ils sont le plus exposés aux sévices du froid qui y développe le même état granuleux qu'au pharynx, et conséquemment le catarrhe, *matière tuberculogène*.

Piorry avait remarqué que dormir les bras et le haut de la poitrine hors du lit engendrait la phtisie. La filiation lui échappait, ainsi que la raison dernière.

Cruveilhier, ne la trouvant pas non plus, invoquait la raréfaction de l'air dans les sommets qui ne se déplissaient pas.

Chacun émettait une part de vérité.

Green était plus dans le vrai en affirmant la coïncidence si fréquente de l'affection gutturale et de la phtisie, — je mets à part celle qu'il établissait avec le squirrhe; — il avait conclu à une relation de cause à effet, mais encore sans l'expliquer.

Sa théorie a été réfutée par des auteurs tels que M. Noël Guéneau de Mussy. Éclairée par la nôtre, elle cesse de prêter aux mêmes attaques.

Il est vrai qu'on pourrait chercher à l'interpréter par l'infection étrangère autant que par l'auto-infection, mais, ce qui me porte à croire qu'on n'y parviendrait pas, c'est que, convaincu et logique jusqu'au bout, Green écrit que la cautérisation du pharynx, c'est-à-dire la suppression de la source infectieuse, guérit le poumon.

Les hémorrhagies par rupture des petites varices accompagnant parfois l'état granuleux de la gorge (Morgagni les nommait *hémorrhoïdes de la bouche*) peuvent, par la même raison, se produire dans le tissu bronchique sous le coup d'altérations identiques. Lasègue a vu à diverses reprises ces accidents, d'ailleurs rares, être l'antécédent ou plutôt le précurseur d'une phtisie à lointaine échéance. Les trois malades dont il rapporte l'observation ont succombé tous les trois à la phtisie pulmonaire. Leurs hémorrhagies partaient de la gorge.

On le voit, tout sujet atteint de granulations et de catarrhe pharyngo-laryngien rebelles doit plus qu'aucun autre compter avec la possibilité d'une phtisie pulmonaire, et bien davantage si des membres de sa famille ont déjà payé tribut au fléau.

Chez des organismes prédisposés à l'*asthme*, l'irritation de l'état granuleux catarrhal, passé de la gorge aux bronches, a pu devenir l'unique cause de la névrose pulmonaire qui, sans cette irritation, n'aurait peut-être pas trouvé l'occasion d'éclater. Ce qui le prouverait, c'est que parfois la suppression temporaire du catarrhe est suivie de l'apaisement de l'asthme.

De même. M. Guéneau de Mussy a remarqué des angines striduleuses chez des enfants atteints d'angines chroniques.

Douter de ces irritations sympathiques est moins permis quand on lit dans le même auteur l'histoire de deux accès d'angine striduleuse, avec orthopnée, toux croupale éclatant chez une femme syphilitique quelques heures après la cautérisation de sa gorge au nitrate d'argent.

Enfin, des expériences prouveraient l'inutilité de l'électricité, appliquée à la *paralysie* des *cordes vocales*, tant qu'on n'a point triomphé de la pharyngite concomitante.

La dépression morale des angineux invétérés, rapportant à une plus grave affection le mal qui les obsède, est chose assez commune pour que chaque médecin spécialiste puisse fournir son contingent de faits à l'appui.

Nous n'avons point à revenir sur l'*ataxie du langage*, les *extinctions de voix* et d'*ouïe*, les dangers de *surdi-mutité*, encourus par les enfants du premier âge qui, n'entendant pas parler, ne parlent pas.

D'autres fois, l'odorat s'émousse et se perd. L'affection se propageant jusqu'aux tissus sphénoïdaux et aux cellules de l'ethmoïde enflamme leur muqueuse qui est probablement la seule à sécréter les produits nauséabonds de l'*ozène*.

L'haleine devient aussi d'une fétidité qui fait le vide autour des angineux quand l'exfoliation épithéliale incessante se mêle à la mortification d'éléments superficiels du derme. Pareilles complications pèsent parfois très durement sur l'existence. En certains pays, l'ozène autorise le divorce.

Sans aboutir à l'ozène, la congestion chronique du nez empâte tous les traits du visage. Les yeux gonflés et humides semblent rapetisés, le nez apparaît grossi, l'épaississement de sa membrane rétrécit sa cavité et force l'angineux à respirer la bouche ouverte. Quand pareil état persiste, l'expression de la physionomie est celle de l'hébétude et de la souffrance.

On pourrait dérouler encore la nomenclature d'une foule de complications morbides, possibles dans ces conditions de faiblesse. Green va jusqu'à citer la *dégénérescence cancéreuse* de certains épaississements œsophagiens, succédanés d'angine chez des strumeux. Il est à peu près certain que le sujet ainsi affecté était, par hérédité, en puissance des causes qui développent le cancer, sévissant, selon une loi de pathologie générale, *loco minoris resistentiæ*. Peut-être au lieu de diathèse cancéreuse pareil sujet était porteur d'une syphilis, laquelle, d'après les plus récentes études, aboutirait facilement au cancer

C'est tout ce qu'on peut conclure de l'observation de Green, lui laissant toute la responsabilité du restant de sa théorie.

Je crois d'ailleurs que, sans pousser les conséquences à l'extrême, nous trouvons dans les plus ordinaires assez de raisons en faveur de l'utilité immédiate d'un traitement.

TRAITEMENT.

Le traitement est local ou général. Le plus souvent l'un et l'autre doivent intervenir, celui-ci pour préparer et aider celui-là. Somme toute, ils se fortifient et se complètent. Nul n'est efficace si l'on n'annihile, dans la mesure du possible, l'influence des causes qui ont déterminé le mal; l'hygiène, en un mot, doit gouverner le traitement. L'organisme se trouve placé alors dans les conditions les plus favorables à la thérapeutique. Je parlerai d'abord de celle offerte par la pharmacopée.

Autant je proscris les purgatifs (j'ai exposé les circonstances et les raisons), autant je conseille volontiers l'usage mesuré des laxatifs doux : casse, tamarin et même un demi-verre d'eau amère de Pullna, à jeun, pour obvier à la constipation, défaut départi à beaucoup d'angineux, à ceux surtout que des travaux intellectuels, une vie sédentaire captivent et congestionnent.

La moutarde blanche à la dose de 15 à 30 grammes par repas est, à la longue, un des meilleurs adjuvants de guérison; mais, comme j'ai rencontré quelques organismes auxquels des coïncidences de poussées cutanées la rendaient trop désagréable pour que j'insistasse sur son usage, je mets une certaine réserve à le conseiller.

Néanmoins ses qualités sont hors de conteste. Elle agit même localement sur la gorge malade et atone, en portant jusqu'à elle le réveil qu'elle imprime à toute la circulation gastro-abdominale, en fluidifiant ses sécrétions, en tendant à les ramener à un degré d'activité le plus voisin de l'état physiologique et parfois en réalisant cet état lui-même.

Un tel résultat demande le concours du temps et les précautions d'usage.

Le poivre noir, en grain, non décortiqué, à la dose d'une cuillerée à café, est un autre excellent modificateur de tout le tube digestif et conséquemment de la gorge atonique. Il équilibre encore, sans doute par la stimulation des fibres contractiles, les fonctions des appareils sécréteurs du mucus et diminue considérablement la desquamation épithéliale.

Mais, plus que la moutarde blanche, le poivre noir détermine des efflorescences morbides sur les peaux excitables, notamment l'*urticaria evanida* (Gubler). C'est une raison alors de le rejeter, car pareille affection peut sévir à la gorge. Lasègue l'y a même observée à l'état chronique.

Les principes diffusibles que mettent en liberté ces deux substances activent singulièrement les fonctions des émonctoires, des reins surtout, rejettent par leur canal une foule de matériaux de déchet et épurent ainsi l'organisme.

Si l'observation du malade a révélé depuis longtemps une vitalité exagérée de la membrane gutturale et si l'affection en cours n'a pas dépouillé absolument toute acuité, il faut éliminer les incitations de nature à reproduire l'état que l'on cherche à combattre.

C'est surtout envers l'angine diffuse qu'il faut user de ménagements.

« Les oculistes dont on ne saurait trop étudier le formulaire, nous ont appris depuis longtemps à manier des substances les plus irritantes à doses indéfiniment décroissantes et les succès de leur pratique doivent nous encourager à suivre la même voie. On aura de fréquentes occasions de varier les solutions topiques qui font fonction de collyres. *La règle est de ne pas arriver à la cautérisation proprement dite* et, tout en restant en deçà, il reste une large progression de doses. »

Tel est le précepte de Lasègue qu'on ne saurait non plus trop méditer. Dans ce chapitre de thérapeutique, qui est tout à lire parce que tout y est profit, sont mentionnés divers agents dont ma pratique me fait apprécier chaque jour l'excellence.

Le premier de tous est certainement le *chlorure de zinc*, depuis la dose de 1 centigramme jusqu'à celle de 4 par 100 grammes de véhicule miellé, sucré et mucilagineux. Je dois dire que l'occasion est rare de l'employer à cette dose de 4 grammes relativement énorme. En des cas semblables lorsque l'exfoliation épithéliale, la sécrétion incessante laissent à nu quelques excoriations, j'ajoute au véhicule miellé des balsamiques dont le meilleur est à coup sûr la teinture de *thuya occidentalis* ou de *Canada*. Dose : 4 à 6 grammes.

En application directe, à l'aide d'un pinceau, le chlorure de zinc est dissous du dixième au vingtième et même infiniment moins.

Je dirai, une fois pour toutes, que lorsqu'il y a lieu de porter au fond de la gorge un topique astringent dont l'âpreté dure longtemps après l'application, on doit débuter et finir par un gargarisme tiède aromatisé d'alcool de menthe ou de romarin, dont l'impression domine celle du topique. Ce conseil n'est pas inutile quand on affaire à des enfants. Beaucoup de grandes personnes même répugnent à cette simple opération, et le gargarisme préalable est un nettoyage qui permet de la mieux diriger.

Je n'use des *sels de cuivre* et surtout de *mercure* (*sublimé corrosif*) que topiquement et très dilués. Lasègue prescrit celui-ci en gargarisme au 100ᵉ et 200ᵉ; mais malgré la précaution de faire rincer la bouche après, je craindrais que l'usage répété de ce sel n'altérât l'émail des dents.

Ces deux agents, le sublimé surtout, sont à employer en temps d'épidémie; il n'existe pas de meilleur préventif, ni de plus puissant destructeur des germes parasites.

Le *sulfure de calcium* peut être appliqué à l'aide du pinceau dans une solution au 20ᵉ, qui serait excessive pour gargarisme et dangereuse en boisson. Remarquablement actif à ce degré de concentration (Lasègue), c'est un agent que l'on arrive de plus en plus à employer, même contre le croup.

Je cautérise volontiers certaines pustules indolentes d'acné chronique par l'*acide azotique*, dont on limite très aisément l'action et qui ne laisse après lui nul goût insupportable.

Il faut être très sobre de l'emploi du *nitrate acide de mercure*, même dans les cas spécifiques auxquels on doit exclusivement le réserver, car il excite douloureusement la sensibilité.

Le *nitrate d'argent* endolorit la gorge et l'imprègne d'une saveur métallique et styptique peu agréable. D'un commode maniement pour le médecin, il n'offre nul avantage au malade. C'est un mauvais caustique à l'état solide, qui ne pénètre point, comprime les tissus, étend inutilement la cautérisation et la douleur. Il est très inférieur à l'acide azotique, et aux sels précités, comme astringent à doses diluées. En dépit de noms illustres qui l'ont patronné, il doit être de plus en plus éliminé de la thérapeutique gutturale.

Cependant, je ne vois pas d'inconvénient à ce qu'on en use dans le procédé de cautérisation du larynx inventé par Green et vulgarisé en France par Trousseau, à condition que réalisant les vues de Green, on se serve exclusivement du *sel d'argent cristallisé*, à cause de sa pureté. Il est bon, ainsi que le fait M. Guéneau de Mussy, de tâter d'abord la sensibilité du malade. Mais sa solution au 10e me semble dépasser ce simple but et je commence par une au 100e.

Voici le procédé opératoire de Trousseau. Après avoir abaissé la langue, on introduit le porte-caustique (tige de baleine courbée à angle de 80 degrés et terminée par une petite éponge); dès que l'on a dépassé l'isthme du gosier, il s'opère un mouvement de déglutition qui porte le larynx en haut; on saisit ce moment pour ramener en avant l'éponge qui, dans le premier temps de l'opération, avait été enfoncée jusqu'à l'entrée de l'œsophage: par cette manœuvre on revient sur l'entrée du larynx, en relevant l'épiglotte, et il est facile, en appuyant, d'exprimer la solution dans le larynx.

Lasègue préfère substituer à l'éponge un bourdonnet de ouate qu'on recouvre d'une mousseline fine, assujettie à son collet par un fil, elle n'a pas, comme l'éponge, l'inconvénient de se vider par la pression. Quelques gouttes du caustique pénétrant dans le larynx, dans un moment où une convulsion du pharynx vint comprimer l'éponge, provoquèrent chez un de ses malades, à la vérité nerveux et appréhensif, quintes de de toux, dyspnée, et par crainte de suffocation imminente, de véritables attaques de nerfs et de syncope.

Il n'est pas un de nous, d'ailleurs, qui n'ait rencontré des malades anxieux et tremblants, en dépit de nos encouragements, à la vue de nos instruments laryngiens les plus simples. Il est donc prudent de limiter à la plus petite somme de possible les chances d'exciter le nervosisme des patients.

D'ailleurs, comme le fait remarquer Lasègue, il n'est pas nécessaire, pour obtenir des effets utiles, de réussir à introduire le caustique dans le larynx; il suffit, le plus souvent, de toucher l'épiglotte et la partie inférieure du pharynx. Si l'affection laryngée est entretenue comme on le croit par la phlegmasie catarrhale qui, du pharynx où elle se fixe, se propagerait aux parties voisines, on a chance de détruire ainsi le foyer. L'expérience est, dans la plupart des cas, d'accord avec cette donnée théorique.

M. Guéneau de Mussy semblerait mettre en doute l'assertion d'Hastings, qui raconte avoir vu des chanteurs ayant non seulement guéri, mais encore gagné une ou deux notes après avoir été cautérisés. Bien que M. Guéneau de Mussy n'ait observé rien de pareil, j'affirme avoir constaté en plusieurs cas, immédiatement après une unique cautérisation, un essor inaccoutumé de la voix. Mais, je dois le dire, ce n'était qu'un éclair; la plus longue durée de cette amélioration, ne dépassant pas quelques heures, me paraît devoir être rattachée à une pure surexcitation de l'appareil nerveux phonogène.

Ce simple fait, d'ailleurs tout éphémère qu'il soit, nous révèle tout le parti qu'on peut retirer des cautérisations mesurées avec prudence et à propos.

La *teinture d'iode*, et mieux, pour éviter l'action de l'alcool sur la muqueuse, l'*iode, dissous dans une solution d'iodure de potassium*, rend d'éminents services dans les affections gutturales torpides. On proportionne la concentration du métalloïde au degré d'atonie du tissu affecté, et on peut aller ainsi du simple effet astringent à la causticité. Dans les cas d'extrême fétidité d'haleine, de purulence des amygdales, d'excoriations superficielles du derme, de granulations spongieuses et invétérées, et *en l'absence de tout processus inflammatoire*, l'iode, par des combinaisons moléculaires avec les matières animales protéiques en voie de désorganisation, en vertu de sa très grande affinité pour le pus, déterge les tissus, les pénètre aussi profondément que s'étend leur altération et, après avoir exercé cette action antiputride, ne laisse en contact que des parties peut-être moins distantes d'un état sain que morbide. Enfin il fluidifie les sécrétions et les active. A la médication interne, iodures, quinquina, ferrugineux, et aux douches, au massage, etc., de compléter et d'affermir la réparation.

L'alcool, outre son action particulièrement excitable de la muqueuse (ce qui serait d'ailleurs sans inconvénient dans les cas d'atonie), forme des coagulum albuminoïdes, qui sont autant d'obstacles à la pénétration de l'iode dans l'intimité des tissus, surtout dans les trajets flexueux des amygdales. Voilà pourquoi je donne la préférence à la *solutiou aqueuse iodo-iodurée.*

On peut en commencer le maniement dans la proportion de 1 centigramme d'iode par gramme de solution d'iodure au 200e. Cette dose répond au but désinfectant et prépare la gorge à des effets qu'on obtiendra par des solutions concentrées.

M. Boinet a le premier fait observer que le badigeonnage iodé des muqueuses pharyngienne, utérine, vaginale est indolore ; on peut opérer presque à l'insu des malades, à condition d'épargner les marges cutanées où la sensibilité est vivement excitable.

Rien n'empêche d'ailleurs d'additionner le médicament de morphine et de belladone, qui produit des effets si marqués à la gorge.

Quand le malade est nerveux, a le larynx chatouillé et tousse par quintes, on peut concurremment prescrire, selon une excellente méthode de M. Guéneau de Mussy, l'alcoolature d'aconit à la dose de 3 grammes, et même bien davantage, en gargarisme ou une potion à l'aconitine, substance infiniment plus active; le bromure de potassium, insensibilisateur spécial du pharynx, est encore tout indiqué.

La solution iodo-iodurée, et même la teinture d'iode, qui n'a pas d'inconvénients en extrême dilution, s'emploient en gargarismes. J'avoue n'en pas saisir l'avantage lorsque, à l'aide du pinceau, on peut diriger à son gré sur les parties qui en ont le plus besoin le même médicament, et par une pression, une insistance déterminée, en imprégner la membrane, selon qu'on le souhaite, substituer somme toute une chose aveugle à une méthode clairvoyante.

Je n'admets la nécessité du gargarisme iodé que lorsque le malade est dans l'obligation de se soigner chez lui, loin de toute intervention médicale. La dose de teinture d'iode est de 2 à 4 grammes pour 200 de véhicule édulcoré et morphiné selon les cas.

Il y a lieu d'employer ces agents énergiques lorsque le pharynx est chroniquement labouré de lésions. L'isthme du gosier, la portion la plus sensible, et par cela même peut-être la plus vulnérable de la gorge, celle où se fixent et d'où rayonnent la majorité des processus aigus, n'aurait pas cette tolérance et ne peut l'avoir que bien rarement. Cependant, l'effet d'une longue chronicité, l'habitude du mal, une atonie prononcée, lot de certains sujets, autorisent exceptionnellement l'application jusqu'à l'isthme de faibles cautérisations, et même, en pareil cas, on enfreint la règle, qui exige l'emploi constant du gargarisme tiède, ne dépassant guère 34°, la sensibilité des tissus, surtout dans un renouveau d'angine diffuse excluant les températures extrêmes. Or, rien n'apaise autant le besoin de boire que les pulvérisations et gargarismes froids. On doit encore les mettre en usage immédiatement après les légères cautérisations et badigeonnages astringents, en étant toujours très sobre quand des taches rouge vif ponctuent les piliers et le bord du voile. Il faut y renoncer même absolument si le sujet traité est confirmé goutteux ou issu de goutteux bien connus.

La susceptibilité de leurs tissus est excessive, s'exaspère et réagit au delà de toute proportion. On s'efforce, en des cas semblables, de presque tout obtenir d'un traitement général et de l'hygiène.

Nous sommes appelés à traiter chaque année, et parfois non sans grand embarras, des angines singulièrement aggravées par l'oubli de cette *thérapeutique de tempérament*, et rien ne saurait peindre l'étonnement du malade en apprenant qu'il vient aux eaux employer des gargarismes émollients et des bains d'eau simple. C'est cependant une indispensable précaution pour calmer son éréthisme.

Dans toutes ces angines chroniques, où l'irritation aiguë et l'excitabilité n'ont pas dit leur dernier mot, les *teintures de conifères*, les *résineux* et *balsamiques*, enfin *certaines substances odorantes*, sont indiqués avec des *astringents végétaux dilués*.

Je sais que Lasègue donne à ces derniers le rôle unique, et néanmoins je ne saurais me départir de mon dire, trop de faits concluent chaque jour en faveur de mon assertion. D'ailleurs Lasègue ne mentionne nullement le mode que je mets le plus en usage : les *fumigations*. Mais, même en dehors d'elles, quand le malade n'a ni le temps, ni le bon vouloir, les résineux en gargarisme, en simples mais prolongées aspirations, bien qu'à des degrés différents, rendent des services. Pris à l'intérieur, ils ont sur l'état guttural la plus médiocre influence et souvent alanguissent l'estomac.

Un des plus précieux conifères et malheureusement des moins usités, parce qu'il est peu connu encore, c'est le *thuya occidentalis* ou de *Canada*, et même toutes les variétés qui évoluent selon ce type, caractérisées moins par une similitude de port et de feuillage, variable selon les climats, que par un parfum de mélisse-citronnelle ou même de pomme reinette qui s'en dégage à un léger frôlement.

La teinture-mère employée en attouchements répétés opère de promptes cicatrisations d'ulcères creux ou végétants de mauvaise nature, et plus facilement encore des superficielles érosions torpides de la membrane gutturale.

Employées en fumigations, la teinture ou les jeunes feuilles, chargées abondamment de sucs aromatiques, rendent peu à peu la muqueuse lisse, polie, après avoir effacé les reliefs granuleux, tari le catarrhe et dissipé la congestion. N'ayant pas à nous occuper ici des lésions de la phtisie laryngée, nous nous bornerons à dire que nul conifère n'offre d'action aussi efficace, je dirais presque si spéciale, aidée par des cautérisations.

L'arrière-cavité des fosses nasales, le larynx, la trachée, les bronches, le poumon lui-même se trouvent bien des fumigations de résineux. Quand la muqueuse gutturale est atone, on y joint l'arome des labiées, on aide au détachement des mucosités par la potion de Green :

Chlorhydrate d'ammoniaque..........	2 grammes.
Poudre de scille.. } āā..............	1 —
— de digitale }	
Opium..............................	0,50 centigr.

Pour 30 pilules, en prendre 3 par jour.

A la poudre de scille et de digitale, je préfère l'extrait, qui n'offre pas, comme celle-ci, le danger de s'accumuler et de faire éclater tout à coup par sa masse des symptômes alarmants.

L'*aconit* s'emploie encore *avec les fumigations résineuses* lorsqu'existent des symptômes d'état aigu ou subaigu. La douleur ou le simple endolorissement de la gorge durant la déglutition, des picotements, provocateurs de toux, du ténesme guttural, enfin des *coups de pinceau carminé*, répandus au bord des piliers et du voile, sur les cordes vocales elles-mêmes, réclament son intervention ; pareils signes témoignent des ménagements qu'il faut garder pour ne point provoquer une nouvelle explosion du mal. Nul agent n'est plus capable que l'aconit de les contenir et de les effacer.

Dans ces cas encore je prescris des gargarismes mucilagineux mélangés de résineux, d'écorce de quinquina gris, d'astringents et encore de pavots et feuilles de belladone.

Quand enfin la rougeur congestive persiste ou est bien lente à se dissiper, conjointement je prescris la teinture de noix vomique : 12 à 18 et 25 gouttes espacées dans la journée.

Dans le cours des états subaigus, principalement d'une laryngite, le malade obtient un grand calme d'une atmosphère imprégnée de vapeurs balsamiques qu'on crée en répandant sur des charbons ardents, ou en faisant bouillir en plus forte proportion, du benjoin, de la myrrhe, du tolu ; le vase contenant le liquide en ébullition est placé dans un récipient d'eau froide que l'on renouvelle incessamment, et, par la répétition de ce manuel opératoire, on peut saturer l'appartement d'une buée résineuse.

M. Guéneau de Mussy a vu des personnes se coucher dans une atmosphère remplie de la vapeur de *cire jaune* tenue en ébullition, et affirmer qu'elles en éprouvaient un très grand soulagement. Le célèbre physicien Ampère lui dit s'être plusieurs fois guéri par ce moyen de catarrhes opiniâtres.

Ayant appris moi-même de certains sujets que le miel les disposait au sommeil ou les faisait mieux dormir, surtout lorsqu'ils le mangeaient le soir, je me suis demandé si ces vertus soporifiques de la cire et du miel ne tenaient point à sa composition d'aromates de végétaux stupéfiants et narcotiques. Et je serais d'autant plus porté à le croire qu'un prêtre, le plus tributaire de ces effets du miel, cultivait une collection variée de pavots que butinaient ses abeilles. J'ai eu depuis l'occasion de conseiller utilement un traitement si simple.

Néanmoins des applications si diverses qu'on peut faire des résineux, nulle n'est plus efficace que l'aspiration directe, au moyen d'appareils spéciaux, de ses vapeurs attiédies, aidées de celles de substances incisives ou calmantes.

Les astringents végétaux auxquels on doit avoir recours sont, en première ligne, le *tannin*. Il s'emploie sous forme de glycérolé en attouchements et aussi en gargarismes. Les feuilles de *matico*, de *noyer*, le quinquina gris en décoction tendent à tarir le catarrhe. Le matico est en même temps accompagné d'une certaine excitation des tissus, qu'il faut savoir contenir en de justes limites. Il resserre les capillaires, mais tout d'abord il active et hâte singulièrement la circulation. Toute gorge ne se prête donc pas indifféremment ni impunément à son action.

Je dirai la même chose du *gayac*, éminemment fluxionnaire; l'atonie des tissus est seule capable d'en retirer avantage. Doses : 4 à 15 grammes de *bois de gayac* pour 1 litre d'eau, que l'on fera réduire aux trois quarts.

Pareilles doses de matico et de gayac rendent des services en irrigations naso-pharyngiennes contre le coryza postérieur et le coryza purulent.

Je préconise la résine de gayac, à l'intérieur, quand existent, chez des sujets manifestement lymphatiques et soupçonnés de goutte, un catarrhe généralisé des muqueuses, principalement une abondante leucorrhée avec état granuleux des organes sexuels et gutturaux, coïncidence assez commune, révélation des plus affirmatives d'un vice profond.

Dose : de 1 à 4 grammes par jour de la *mixture résino-savonneuse de Plenck*, en pilules.

Le gayac a une action directe, élective sur la bouche et la gorge. Mais en outre il stimule les flux menstruels, hémorrhoïdaux, met en activité les reins, les glandes sudoripares; c'est, en un mot, une poussée simultanée et un renouveau de tout l'organisme des plus favorables quand l'atonie le domine. C'est une phase qu'on ne doit point prolonger, mais qu'il faut savoir utiliser en fournissant au corps les analeptiques et médications spéciales dont il a besoin.

Il me reste à parler d'une substance des plus précieuses, du *capsicum annuum*.

Nous avons passé avec le matico des médicaments astringents aux excitants, et des excitants aux révulsifs avec le gayac. Le capsicum est le plus énergique de ceux-ci que l'on puisse appliquer à la gorge.

Il y produit une impression de chaleur brûlante qui, chez certains sujets, n'est pas dépourvue de bien-être. On a la sensation manifeste et immédiate qu'une amélioration se fait. D'abondantes mucosités fluidifiées suivent, pendant quelques minutes, le rejet des amas concrétés ou épaissis de la nuit, et puis tout phénomène de sécrétion, — je ne dirais pas moi, médecin, comme certains malades, — cesse, mais bien souvent cesse d'être appréciable, surtout à l'angineux qui ne discontinuait pas de renâcler et d'expectorer.

Voilà le résultat apparent, le fait brutal du capsicum annuum. Nous en donnerons l'explication physiologique en interprétant l'action des eaux thermales.

On comprend que cet ardent agent est réservé aux seuls cas de torpidité gutturale : lorsque des couches de mucus ensevelissent la membrane tuméfiée et incapable d'obéir aux mouvements contractiles de sa tunique musculaire ; et encore, quand la mobilité du voile du palais est entravée par une congestion catarrhale de la membrane muqueuse (Lasègue) ; quand la luette est inerte et pendante, ou bien, sans contact avec la base de la langue, donne par l'effet excessif de sa congestion, cette sensation fausse, accompagnée d'un chatouillement qui provoque la toux. Et, à ce propos, rien de plus erroné que de trancher la luette pour éviter cette impression d'attouchement lingual et ses prétendues conséquences. Des luettes sont pendantes, au point de se replier sur la base de la langue, sans qu'aucune sensation en fasse apercevoir, et, inversement, la section de la luette laisse souvent intacts les symptômes du frottement qui préexistaient.

La teinture de capsicum, appliquée topiquement et infiniment moins diluée qu'en gargarismes, met peu à peu fin à un malaise parfois insupportable et plein d'inconvénients par les crises de toux et troubles de sommeil succédanés.

Cependant, il est des cas où, en dépit des légers *coups de pinceau rouge vif*, indice épars de faible poussée aiguë, et justement, à cause même de ces points congestifs, la teinture de capsicum doit intervenir. C'est dans ces angines que, sans pouvoir nommer franchement rhumatismales, je croirais relever d'une constitution molle, essentiellement tributaire du rhumatisme. On en est averti par des éveils, des recrudescences de douleurs gutturales, avec céphalées, endolorissements du cou, de la nuque, des attaches musculaires de la clavicule, du scapulum, du bras et du dos, des arthralgies erratiques, enfin toutes les sommations du rhumatisme *a frigore.*

Or, à la gorge, comme en toute partie du corps refroidie, la chaleur, activant la circulation et les échanges moléculaires peut-être en partie entravés, est l'élément qui réussit le mieux et, de tous les agents calorifiques, il n'en est pas qui disperse plus instantanément et d'une façon plus égale la chaleur à la gorge que la teinture de capsicum.

Le capsicum est cependant réputé parfois infidèle, probablement parce qu'on n'est point assez circonspect dans son emploi. Il a réussi chez un individu, et lors d'une nouvelle poussée du mal il échoue : a-t-on attendu qu'elle ait perdu toute acuité? En une autre circonstance, on l'aura mis en œuvre quand la voûte palatine et le voile étaient envahis par un érythème, les contractions et la fermeture de l'isthme, sous son irritation, l'empêchent d'arriver jusqu'au pharynx, les parties buccales déjà irritées le sont d'avantage par son contact répété et leur érythème, surexcité comme à plaisir, gagne le pharynx lui-même, lequel, à son tour, est incommodé par les doses les plus diluées d'un médicament excellent, mais employé hors de propos.

C'est parce que j'ai été témoin de pratiques et de résultats semblables que j'en précise ainsi les détails, et conclus qu'il est impossible à l'angineux de se soigner longtemps sans contrôle.

Lorsque la gorge montre des dispositions telles, on peut faire intervenir le *sulfate de quinine*, à la dose de 1 à 5 décigrammes par jour et concurremment de 5 à 20 gouttes de *teinture de colchique*, on voit un apaisement presque immédiat de cette sorte de branle-bas rhumatismal ou goutteux. Si l'estomac est languissant, la teinture de noix vomique est en même temps indiquée et favorise l'action des premiers médicaments, en leur offrant des voies d'absorption plus nettes. D'autres fois, l'état de l'estomac est assez compatible avec l'administration de l'opium ou de la belladone.

Enfin, quand les poussées gutturales *sèches*, c'est-à-dire accompagnées de peu de catarrhe, ou de petits crachats perlés colloïdes, coïncident avec des efflorescences à la peau, de faibles doses d'*arsenic*, de *mercure* (si l'affection cutanée est surtout un lichen) sont à essayer; assez souvent, le succès affirmera leur opportunité. Ce sont des angines qui demandent un traitement local doux : des fumigations, des pulvérisations alcalines, balsamiques, en buée plutôt qu'en percussion ; elles sont le type exaspérable, fréquentes chez les névropathes et les hystériques, justiciables donc avant tout de la médication générale et de l'hygiène. Le capsicum doit faire place, selon le degré d'excitabilité, à des alcoolats aussi diffusibles, mais plus doux (raifort, cochléaria), et empreints d'aromates d'une fraîcheur piquante : *romarin*, *cubèbe*, la *menthe* enfin, que l'on associe aussi au capsicum pour en dominer l'impression.

Je ne puis préciser les doses de ces teintures, encore moins celle du capsicum. La teinture par déplacement peut se donner jusqu'à 30 et 40 gouttes dans un verre ordinaire d'eau ; préparée par macération, une goutte unique peut suffire. C'est au médecin alors de consulter le malade pour apprécier son degré de tolérance.

Il existe une foule d'autres médicaments d'emploi quotidien, que l'on sera peut-être étonné de me voir passer sous silence. Parmi eux, il en est de bons à coup sûr, et en l'absence de ceux que j'ai énumérés, on y aurait utilement recours. Mais j'estime que le praticien en possession des meilleurs doit se tenir pour satisfait. Cependant, les meilleurs même échouent assez souvent contre la ténacité des granulations, c'est alors qu'on doit les détruire par l'*ignipuncture*.

Quant à l'électricité, elle est encore trop engagée dans la période de tâtonnements et de recherches pour qu'on puisse l'appliquer à coup sûr et, d'autre part, ses procédés exigent un laps de temps bien supérieur à celui que l'on consacre, par exemple, à un traitement thermal, si l'on veut atteindre à un résultat sérieux. Je mets à part les troubles purement nerveux qui, comme durée, ne se plient à aucune loi et dont on peut toujours attendre des surprises.

TRAITEMENT PAR LES EAUX MINÉRALES.

Le calorique dont le premier effet est la stimulation ; les irritants directs et excitants diffusibles : le capsicum, le romarin, le cubèbe, la menthe ; les astringents : quinquina, tannin ; les résineux, par l'astriction qu'il exercent sur les vaisseaux capillaires et les glandules ; les eaux minérales et thermales, en un mot tous les agents employés par l'art ou la nature pour guérir les affections gutturales, ont une manière de procéder au fond identique, variant simplement par des degrés. Leur action est celle-ci : afflux et fluidification des sécrétions, c'est-à-dire acheminement, tout en dépassant ses bornes, à l'activité physiologique, et, par la durée et la répétition de la fonction normale, retour définitif à cette fonction, ce qui implique une nutrition et un état moléculaire parfaits des tissus. S'ils n'existaient pas logiquement la fonction cesserait.

Nous trouvons une action analogue dans les incitations thérapeutiques de toutes les membranes muqueuses et, par exemple, dans celles qu'imposent à l'estomac l'ipéca, à l'intestin un purgatif, en vue de les dégager d'un embarras ou d'un catarrhe chronique.

Seulement il y a cette différence qu'à un procédé violent et soudain nous substituons, par l'emploi des eaux, des incitations pleines de douceur et de mesure, aptes, par conséquent, à être répétées chaque jour sans fatigue. Et quand, par cette répétition et ses effets accumulés, tantôt la lassitude, tantôt une excitation trop vives se manifestent, nous suspendons le traitement. Nous touchons à la *crise*. L'analogie se retrouve dans la crise qui suit si souvent l'évacuation gastro-abdominale. L'équilibre fonctionnel se rétablit après et s'il est, en général, plus affermi dans le premier cas, c'est qu'il a reçu du temps la consécration dont a besoin toute œuvre qui veut durer.

Une preuve que le même mode d'action des eaux s'étend à toutes ou à presque toutes les muqueuses du corps, c'est le réveil de l'appétit et des fonctions gastriques par une plus grande activité des sucs digestifs ; le travail d'assimilation est parfois tel et le déchet réduit à si peu, qu'il est insensible à l'intestin qui ne fait rien pour s'en délivrer ; de là, la constipation. Ou, inversement, quand cette sécrétion est excessive et atteint les proportions du catarrhe, c'est l'embarras gastrique avec diarrhée ; si la fièvre s'allume et dessèche les muqueuses, la constipation reprend. C'est surtout en ces cas qu'un purgatif procure une surabondance d'évacuations alvines, prouvant encore l'engorgement humoral des voies.

C'est un flux hémorrhoïdal avec mucus rectal.

Il est assez commun d'observer des urines nuageuses, parfois du ténesme vésical, de la pesanteur périnéale, effet de fluxion prostatique ; une réapparition de gonorrhée, car cette fluxion actionne le canal tout entier.

Des femmes non leucorrhéiques sont surprises par des flueurs blanches, celles qui sont coutumières les voient tout d'abord redoubler. Le flux menstruel s'exagère.

Il n'est pas jusqu'aux paupières, tributaires de blépharites, dont les bords ne gonflent et ne secrètent plus de chassie pour suivre, selon une loi générale, le mouvement de déclin et de retrait définitifs.

Comprend-on maintenant qu'un gargarisme thermo-minéral du pharynx ait une action immédiate sur le larynx, la trachée et peut-être les bronches par la stimulation nerveuse, l'activité de circulation, en un mot, le renouveau de vie qu'il amène ?

Il agit donc sur place et au delà, dans ce que je nommerai sa sphère de rayonnement, limitée par la solidarité nerveuse et humorale des tissus.

On s'étonnera moins encore que l'eau absorbée, c'est-à-dire un agent dont l'action s'étend de la muqueuse oculaire aux membranes génitales, pénètre, modifie la gorge et les voies respiratoires.

Le contraire seul, leur mise à l'écart, leur oubli, si j'ose dire, serait surprenant et nous poserait en face d'une exception inexplicable.

Examinons rapidement comment est modifiée la gorge, dans la pharyngite chronique. Le sang s'y porte avec une activité plus qu'ordinaire, crée peu à peu un nouveau réseau capillaire, aisé à distinguer, au fur et à mesure de sa formation, par sa coloration rouge vif. Bientôt ses arborisations se multiplient et finalement arrivent à se confondre. La muqueuse gutturale paraît fluxionnée en masse; assez souvent, à ce degré, elle est douloureuse et sèche. Le traitement doit prendre fin. Progressivement la membrane revient sur elle-même, le sang l'abandonne, elle perd sa coloration ardente, insensiblement revêt la teinte rose, le poli onctueux, en même temps qu'elle se tend et que ses plis s'effacent.

Voilà le fait apparent, interprétons-le.

La membrane était généralement épaissie et rouge sombre; le sang, la lymphe gorgeaient sa trame, mais ce sang était celui de la congestion passive sans flux ni reflux rhythmiques. Voici que tout change : les courants nouvellement créés portent leur activité dans ce milieu humoral inerte, font circuler des globules nouveaux, reprennent les anciens, rétablissent les échanges moléculaires, atteignant leur summum quand survient cette fluxion incandescente qui endolorit et dessèche les tissus. Mais sous l'empire de cette active nutrition, les tissus musculaires surtout, réintégrés dans leur souplesse originelle, exercent leur contractilité, se tendent énergiquement, compriment, effacent traînées lymphatiques, capillaires sanguins, plis et reliefs membraneux et chassent l'afflux du sang.

Ainsi apparaît la gorge rose, lisse, tendue, dans toute sa pureté physiologique.

Pareil phénomène de nutrition s'est étendu bien au delà, dans les zones concentriques qu'ont traversées les courants pour arriver au foyer d'appel. La sensibilité, la contractilité des fibres y sont développées aussi bien. De par ces faits, le fonctionnement physiologique est désormais réglé avec le cycle du sang.

Tel est le mode de procéder des eaux minérales et surtout thermales.

Je vais énumérer rapidement les avantages d'un traitement qui procède en rénovant ainsi les tissus, laissant aux esprits logiques le soin de pousser plus loin les conséquences.

La gorge débile est offerte et préparée à tous les coups.

Ainsi, assez souvent, quand le rhumatisme s'empare de l'organisme, il débute sous forme d'angine, et l'angine est guérie qu'il poursuit encore sa marche, comme le témoignent une grande faiblesse et bientôt l'attaque des articulations.

En tonifiant la muqueuse, on peut légitimement induire qu'on diminue, qu'on supprime peut-être sa prédisposition morbide, et qu'en fermant cette porte ouverte au rhumatisme on préserve l'organisme tout entier.

Le rhumatisme, à en juger par les éléments palpables qu'il nous fournit (l'albumine est le plus général et le plus important de tous, voir Lasègue), est une viciation de tout l'être née d'un incident localisé. On supprime du coup l'incident et ses suites.

Je ne vois pas d'autre moyen non plus de combattre et d'effacer l'habitude de l'érysipèle de la face de migrer vers la gorge et les bronches, de mieux cicatriser les ulcérations que peuvent laisser après elles la rougeole, la scarlatine, la diphthérie ou le croup, ni de plus puissant agent pour prévenir ces maladies essentiellement gutturales.

En résumé l'eau thermale, en rendant d'accès moins facile ces voies d'infection et en les fermant, une fois ouvertes, sauvegarde l'avenir.

Enfin, par l'activité qu'il imprime à tous les émonctoires du corps, ce traitement est éminemment épurateur.

Nous avons parlé de la crise thermale et montré le point où elle se dessine. Il est toujours facile de l'éviter; elle est inutile et parfois dangereuse. Des boissons sudorifiques, des bains simples, à la rigueur un peu d'aconitine, éteignent ses premiers symptômes.

Il ne faut point mettre au compte de la crise les effets d'un refroidissement d'autant plus aisé à prendre que la susceptibilité des organes sensibles est rendue extrême par la calorification thermale.

Un de mes plus affectionnés clients, M. le comte de P..., intrépide marcheur, est pris chaque année, vers la fin du traitement, *même le plus anodin*, d'une bronchite aiguë rapportée à coup sûr des froids couloirs de nos montagnes. Pareil mal vint, une fois, d'un courant d'air en wagon, auquel il resta exposé durant quatre heures. Il passe ensuite, parfaitement indemne, une ou deux années dans une contrée des plus humides de la basse Bretagne et de la Normandie. Il persiste à accuser la crise thermale. Quand il me fera l'honneur de me lire, je le prie de ne point m'en vouloir si je ne partage pas son sentiment.

La crise thermale m'amène à parler de la saison la plus propice au traitement. C'est la saison chaude, les mois de juillet et d'août. La chaleur s'associe à l'action de l'eau pour favoriser la transpiration parfois dans une progression notable. Qu'un froid subit survienne, la peau, *en état de chair de poule*, ferme ses pores ; la masse de liquides sudoraux et de sang reflue à la superficie du corps dans les organes profonds. De là des congestions subites pouvant être fatales à des constitutions malades ou peu affermies.

Le traitement, en temps froid, exempt de toute transition dangereuse, est privé de l'émonctoire de la peau, soupape de sûreté qui réduit son jeu avec l'abaissement de la température. La médication doit être conséquemment plus réservée, l'offense thermale étant plus imminente.

C'est alors que la *douche* intervient utilement. Par l'ordonnance de ses combinaisons et de sa température, on obtient les effets appropriés au malade et au milieu qui l'entoure.

J'ai dit, dans mon *Traité des maladies des organes sexuels de la femme*, les diverses applications de la douche, *donnée avant ou après le bain ;* dans le premier cas, multipliant ses effets de contact; dans le second, opposant à ses résultats parfois congestifs et de prostration plus ou moins durables sa vertu équilibrante et tonique.

Dans la médication des maladies de la gorge agissant trop près du cerveau pour ne pas le congestionner quelquefois, la *douche écossaise* sera presque toujours dirigée sur les membres inférieurs durant une à deux minutes, et généralement elle suffit ainsi.

Je la préfère de beaucoup à la fluxion soudaine du bain de pied, qui s'en va souvent comme elle est venue, laissant après l'humidité et le froid.

La douche écossaise, par ses coups alternés à des températures extrêmes, imprime aux vaisseaux ce mouvement d'ampliation et de resserrement qui est leur gymnastique normale, et, pour peu qu'on l'aide par l'exercice, tend à se maintenir.

La douche active encore l'absorption des médicaments qu'on associe parfois au traitement thermal. Pareil fait est surtout remarquable avec la belladone. M. Charcot s'en autorise pour prescrire, dans l'épilepsie, la douche froide concurremment au *bromure de potassium.*

Puisque j'ai nommé ce sel, je dirai qu'il nous rend des services aux eaux sulfureuses thermales. Il calme l'éréthisme guttural, réduit, quand il se prononce trop activement, le développement du réseau capillaire sanguin et diminue la calorification, tout en activant les sécrétions des reins, des muqueuses et de la peau. Enfin, il ralentit et régularise les révolutions cardiaques (Gubler).

Le premier effet de la boisson thermale est généralement d'accélérer la circulation, et c'est une loi de pathologie générale que le sang se porte, se masse vers le point faible et irrité de l'organisme : *loco dolenti et minoris resistentiæ.* C'est le foyer morbide. Telles sont les zones congestives des tubercules du poumon, des lésions diverses de la matrice, des granulations pharyngiennes.

D'autre part, par les contacts répétés et prolongés de l'eau thermale en un point quelconque, on y amène une excitation, un afflux du sang proportionnés à la fréquence, à la force, à l'étendue, à la durée de ces contacts. On comprend qu'on peut à volonté créer un foyer thermal et l'opposer au foyer morbide ou réunir les deux.

Toute la thérapeutique thermale dérive de cette loi et de ses interprétations méthodiques.

La douche et le bain, par la stimulation et les courants humoraux qu'ils portent à la peau, constituent de vastes foyers d'appel destinés à décongestionner le foyer morbide.

Le *gargarisme*, au contraire, se superpose au foyer pathologique, l'envahit, le transforme et l'efface ; nous avons vu comment.

Lui seul, à la rigueur, suffirait au traitement, surtout lorsqu'on le pratique selon la méthode si logique et si fructueuse de M. le Dr Guinier, le savant professeur de la Faculté de médecine de Montpellier.

Elle consiste, à rejeter de la gorge, par le nez, l'eau du gargarisme. La glotte étant fermée, en l'absence de toute respiration, l'eau thermale est introduite dans la gorge, à laquelle on a donné toute son ampleur en portant en avant le voile du palais ; puis on l'abaisse sur la base de la langue, qui le rejoint de façon à fermer toute issue en ce point au retour de l'eau. Il ne lui reste donc plus d'autre ouverture que les orifices postérieurs des fosses nasales. Le voile remonte et l'y pousse, et il suffit, pour l'y engager tout à fait, d'une rapide et légère inclinaison de tête d'arrière en avant.

Ne l'ayant pas sous les yeux, je ne puis répondre de reproduire exactement la méthode ; ce que je puis affirmer, c'est que, telle que je la décris, elle réussit. Je ne saurais d'ailleurs trop recommander la lecture du traité de M. le Dr Guinier, rempli de vues ingénieuses et de déductions pratiques.

L'action du gargarisme peut être singulièrement augmentée, avivée même jusqu'à l'ardeur, en le faisant précéder de *la douche pharyngienne*, appelée encore *pulvérisation*.

La pulvérisation a par elle seule peu de bons effets, parfois même elle fatigue inutilement. Le parcours de l'eau à travers tant d'appareils, son poudroiement surtout la dépouillent à peu près de toute vertu thermale. Elle n'agit donc que mécaniquement, comme jet détersif et percutant qui accélère ainsi la circulation dans les tissus, et peut-être y développe la rapidité d'absorption qu'exalte à un si haut degré la grande douche cutanée. Préparé de la sorte, l'effet du gargarisme est porté à sa plus haute puissance.

Il dépend donc du choix du moment de faire de la pulvérisation un agent nul ou efficace.

Les gorges atones et malades depuis longtemps peuvent seules ne pas ressentir de fâcheux effets de son excitation.

Deux pulvérisations, pratiquées sans avis préalable, déterminèrent chez une jeune dame une angine aiguë avec une éruption miliaire au voile du palais et à la voûte palatine, indice de la plus haute irritation.

En 1878, le ténor du casino de Cauterêts contracta une raucité de voix qui dégénéra quelques heures après en aphonie douloureuse, après une seule pulvérisation, de trois quarts d'heure, à la vérité. Il s'y soumit, sur le conseil d'un camarade. Effrayé d'avoir à remplir un rôle important le surlendemain, il vint chez moi à la hâte. Je prescrivis de gargariser, toutes les dix minutes, une décoction tiède de racine de guimauve et d'en garder constamment une gorgée dans l'intervalle des gargarismes. Tous les quarts d'heure, il but une cuillerée d'une potion : eau distillée de laitue, 100 grammes ; atropine, 1 milligramme. Point d'autre aliment que du lait tiède, mais à discrétion, tant que durerait cette fluxion douloureuse. Le lendemain matin, l'amélioration fut grande, et, si heureuse au moment d'épreuve, qu'il recueillit des applaudissements

Et, en vérité, je n'oserais affirmer que la seule action de la boisson et du gargarisme sulfureux n'ait suffi à compromettre à ce degré la voix. Mandl, Krishaber signalent des cas absolument malheureux et des déchéances définitives de l'organe vocal, résultat d'un traitement thermal, modéré cependant, mais inopportun.

Aussi, ces deux savants praticiens, légitimement craintifs, et peut-être un peu sceptiques à l'endroit des eaux, promettent-ils des cures grâce à la seule influence du repos, du bon air, de la jouissance, avec modération, de tous les agréments d'une vie allégée de soucis.

J'ai vanté moi-même, dans un autre ouvrage, les heureux effets des promenades matinales dans la montagne, les assimilant à un véritable bain d'air pur, à la fois sédatif et tonique.

L'inhalation au vaporarium n'a d'application dans les angines chroniques qu'autant qu'elles sont compliquées de laryngite et de bronchites chroniques. Avant d'arriver à l'effet sédatif final. elles soumettent l'organisme à un mode d'excitation qu'il est bon d'éviter en intercallant, toutes les deux ou trois minutes. la respiration de l'air libre dans l'aspiration de vapeur d'eau minérale.

Il n'est que trop vrai qu'il y a des affections gutturales qui n'ont rien à faire aux eaux thermales et d'autres affections, semblables d'apparence, qui disparaissent en des stations où l'on traite des maux tout différents.

Voilà comment on voit des angines chroniques guéries à Vals, à Vichy, à Aulus. où le malade, insouciant de sa gorge, va soigner avant tout ses voies digestives.

Sous l'influence de leur mauvais état, tout le corps, et conséquemment la gorge, étaient en souffrance. En faisant fonctionner activement les voies nutritives, les eaux ont étendu leurs bienfaits à l'organisme entier.

De même des angines de névropathes guérissent à Ussat, à Bigorre, où l'on demande le calme du système nerveux. Je n'ai pas à insister sur la dénutrition profonde et étendue qu'amènent ses désordres. Eux cessant, tout rentre dans la normalité.

Dans tous ces cas de guérisons si diverses, et au fond identiques, un traitement local a exercé sa part directe d'influence.

Dans le choix d'une eau, ce qui doit guider, c'est, avant toute chose, l'affection générale dominante ; en traitant celle-ci on a chance de faire disparaître ses complications.

Mais l'aspect des lésions change, la constitution organique demeure confuse ou impénétrable. Qui donc nous déterminera dans le choix d'une eau minérale ?

Ne devrions-nous pas découvrir un guide dans les modalités de thérapeutique ordinaire que nous faisons correspondre à des modalités pathologiques ? Essayons. Ces modalités gutturales peuvent se résumer en trois types.

A un premier type, caractérisé par la diffusion à l'isthme et aux premières portions de la gorge d'une teinte groseille, variant d'intensité comme le catarrhe, mal chronique passant facilement à l'aigu, nous opposons des collyres astringents qui, sans l'irriter, resserrent la muqueuse, rétrécissent les réseaux capillaires et l'afflux du sang, réduisent les sécrétions par des procédés aussi doux, aussi sûrs que ceux qu'appliquent les oculistes aux hyperhémies et inflammations de l'œil.

Il existe un deuxième type affiché dans tout le pharynx par la bouffissure des tissus et par des glandules, semblables dans le haut pharynx et de chaque côté à des traînées blanches d'œufs de poisson. Sous un masque de mucus agglutiné, ce n'est plus la coloration vive et carminée, mais un rouge sombre, terne, à reflet ardoisé. Des lacis vasculaires, violacés et variqueux, des plicatures, parfois un fond granuleux jaunâtre achèvent de témoigner d'un mal chronique greffé sur des tissus atones.

A ce type d'inertie fonctionnelle et nutritive conviennent les doses non plus si diluées de l'oculistique, mais des concentrations caustiques, irritantes, propres à réveiller la vitalité des tissus et à les inciter à une nutrition normale.

Vient un troisième type, assez irritable ; c'est un semis de granulations rouges sur une membrane plutôt sèche qu'humide, qui se tend facilement et apparaît alors avec la teinte rouge sombre et reluisante de la peau amincie et détergée de l'eczéma sec. Souvent encore le hérissement papillaire est si généralisé qu'il rappelle les papules agminées du lichen. Je n'ai, bien entendu, en vue que des rapprochements de formes et non de réalités. Ce type est assez spécial aux névropathes, aux hystériques, changeant et exigeant, comme ces manières d'être pathologiques, les ménagements les plus circonspects. C'est sur lui que nous dirigeons les fumigations aussi chaudes qu'il les peut endurer. Cette chaleur abat son éréthisme et peu à peu fait succéder à la sécheresse les sécrétions et l'onctuosité. On stimule prudemment ce réveil par les tièdes pulvérisations de buées résineuses et l'on passe ensuite à des stimulants plus directs ; on donne à l'intérieur l'arsenic.

Cherchant dans les fontaines minérales des modalites adéquates, oserons-nous donner comme certitude ce que nous entrevoyons comme réalité ? Trouverons-nous une convenance parfaite, par exemple, entre le type atone et les eaux sulfureuses si troublantes d'*Aix*, de *Luchon*, des *Sources de César* et du *Pré*, à *Cauterêts ?* – Dirigerons-nous avec plus de confiance les angineux excitables aux fontaines bicarbonatées chaudes en spécialisant encore le *Mont-Dore*, arsenical, au troisième type justiciable de l'arsenic ? Mais Mont-Dore excite extrêmement aussi, à ce point qu'il peut très bien remplir le rôle des sources sulfureuses fortes des Pyrénées, et malgré tout on sait combien il apaise l'asthme sec, l'asthme véritable, si aisément provocable. Alors ce sera sur *Ems*, qui agit si puissamment sans exciter ? Mais Ems n'a pas d'arsenic et tous les ans on en voit revenir des malades pour lesquels il n'a pas été si clément ! — Pourquoi ne pas songer au *Puits-Chomel* de *Vichy*, si propre, avec ses fontaines ferrugineuses, à équilibrer des névropathes affaiblis ? On craint quand même la prépondérance de son bicarbonate de soude.

Malgré tous ces desiderata, et quelle thérapeutique n'en laisse pas après elle ! ces eaux (et on peut y joindre *Vals*, *Royat*, *la Bourboule*, *Saint-Nectaire*) paraissant à peu près réunir les vertus voulues, allons-nous ériger en doctrine : Aux excitables, les sources alcalines ?

Mais *Uriage*, source sulfureuse, opère ses cures en n'excitant pas du tout. La *Bassère*, de *Bigorre*, source froide qui conserve le plus de principes sulfureux, guérit aussi méthodiquement ; enfin *la Raillère*, névrosthénique et rendez-vous des angineux, *Saint-Sauveur* de Cauterêts, sédatif par excellence du système nerveux, ont bien plus de sulfuration que les fontaines de la station, réputées excitantes, et toutes sont à la fois sulfureuses et alcalines (1).

Et les Eaux-Bonnes, favorites des Bordeu, qu'ils faisaient boire quotidiennement par six et huit verres, les estimant *aussi douces que de l'eau de mauves*, ne les accuse-t-on pas d'être hémorrhagipares ?

Mais la Raillère aussi cause des hémorrhagies, la Raillère dont l'action, au dire de Camus, fort de quarante années d'expérience, *détend les centres nerveux comme un parfum suave*.

Ces hémorrhagies, d'ailleurs, que prouvent-elles, sinon que des malades devraient rester chez eux et cesser tout traitement thermal dès qu'on les y engage.

Cela prouve aussi le tort qu'on aurait de conclure des vertus d'une eau d'après son analyse. Si le médecin entreprenait de diriger un malade gravement atteint sur ces seules données de la chimie, ce serait un hasard qu'il ne le conduisît pas à sa perte. D'ailleurs, comme le dit M. Guéneau de Mussy, dans son ouvrage rempli de vues si élevées, *que de corps isomères doués de propriétés différentes !*

La chimie ne nous expliquera jamais pourquoi une menthe en pleine végétation dépérit au contact de vapeurs de mercure ; ni comment un peu de fleur de soufre répandue dans la cloche à expérience neutralise l'effet mortel de ces vapeurs et rend à la végétation son essor ?

Ce fait ne m'était pas connu en 1870, pendant le siège de Paris. Je conseillai alors, dans un but de prophylaxie infec-

(1) Parmi les études scientifiques des eaux de Cauterêts, je signale à ceux qui souhaitent en connaître les usages spéciaux, les savantes monographies de mon excellent confrère et ami, M. de Larbès.

tieuse, l'application de fleurs de soufre au contact des pieds, de façon à en multiplier les effets par la marche et la pression. Je constatai chez des syphilitiques la disparition progressive de gingivites et autres inconvénients du traitement mercuriel.

C'est ainsi que procède notre art, par voie d'expérience, concluant de faits nombre de fois réalisés par certains agents à la possibilité de faire reproduire par ces agents d'autres faits identiques.

C'est au nom de cette méthode expérimentale que nous recommandons comme sources les plus propices aux gorges irritables les eaux du plateau central et celles d'Ems; Uriage, dans le Dauphiné; Eaux-Bonnes, la Raillère dans les Pyrénées, et Bigorre, trop oubliée et dont on ne saurait assez dire de bien.

Et néanmoins, on peut développer l'activité de ces eaux au degré le plus propre à amender et guérir les tissus atones.

D'autre part, à l'aide de l'artifice de certains mélanges, on atténue les qualités *fougueuses*, comme les nommait Camus, de sources réputées fortes; et j'avoue, quelle que soit une eau thermale, croire à la possibilité de guérison d'une foule d'affections, entre les mains d'un médecin sagace.

L'analyse spectrale des eaux de Durckeim y a fait découvrir par Bunsen le cœsium, le rubidium, le thallium, que des analyses ordinaires n'auraient jamais pu révéler à cet état de quintessence.

Le même spectre ne peut opérer, au voisinage des bords de la mer, sans que les couleurs du chlorure de sodium n'apparaissent.

Eh bien, on ne refusera pas à l'organisme humain d'être un réactif autrement sensible qu'un fragment de matière inorganique, capable, par conséquent, de mieux réagir, c'est-à-dire de sentir, d'être modifié en présence d'une infinité de quintessences venues des profondes assises terrestres.

En vertu d'affinités déterminées, chaque organite décèle et s'applique l'élément qui lui convient.

De ce que des malades n'éprouvent point deux années de suite les mêmes bons effets d'une eau, et trouvent à une autre source ce qu'ils n'ont pu obtenir de la précédente, accusons moins les eaux que le malade d'inconstance. Ont-elles été appliquées au moment opportun? N'a-t-on pas outrepassé les doses, fait varier le traitement, bu à des sources diverses à l'insu du médecin? Et à ce propos je demanderai : pourquoi tant de sources différentes dans une même journée? Ou toutes les sources se ressemblent ou chacune a des vertus qui lui sont propres; il y en a donc une qui convient mieux et c'est à son détriment qu'on la laisse pour courir à d'autres. A moins qu'on ne s'efforce ainsi de prouver qu'on arrive à des résultats identiques avec les eaux les plus différentes.

Enfin, le tempérament a varié, la constitution a subi de plus sévères épreuves, l'homme n'est plus le même. Je laisse au maître le soin de l'expliquer :

« On peut dire, et on dit, que les eaux sulfureuses conviennent de préférence aux femmes atoniques, aux malades chez lesquels il y a lieu de solliciter une irritation substitutive, tandis que les eaux alcalines répondraient aux conditions contraires. La règle serait excellente si les malades atteints de catarrhe pharyngé étaient aussi conséquents qu'on l'admet avec leur constitution supposée. Dans le cours de leur affection essentiellement chronique, fixe par son siège, mobile par son processus, le même individu représente alternativement l'irritabilité et l'atonie exagérées. Il faut donc faire la somme ou plutôt la balance des deux états et se décider en conséquence. On comprend qu'on arrive ainsi plus près du probable que du certain, et que les remèdes qui n'ont pas de ces compromis logiques, ne s'accommodent pas toujours aux espérances du médecin. De là les recommandations presque toujours enthousiastes de certaines eaux minérales ou leur dépréciation excessive. De là surtout la nécessité d'une gouverne attentive et intelligente du médicament.

« J'ai souvent constaté les effets très avantageux des eaux minérales choisies avec discernement; j'ai rarement eu à constater des guérisons radicales obtenues par le seul fait du traitement thermal pratiqué dans les meilleures stations et continué pendant la durée moyenne d'une cure. C'est un espace de temps trop court pour vaincre la ténacité habituelle de la maladie. J'appuie sur ce fait d'expérience, non pas pour dissuader les malades de la fréquentation des sources minérales ; mais pour leur éviter le découragement qui succède aux espérances excessives. La cure minérale ne représente qu'un temps ou une période du traitement. Avant comme après il faut intervenir, et c'est ce que beaucoup de médecins, trop confiants dans la valeur absolue des eaux, négligent de faire. » (Lasègue.)

Comme un suprême hommage d'un disciple convaincu à un maître respecté, j'ai voulu qu'une page de Lasègue terminât ce livre que je n'ose pas dire inspiré du sien, tant il en est peu digne. Cette page appartient au *Traité des angines*, titre modeste qui couvre un chef-d'œuvre.

Écrit dans un style sobre et limpide qu'on n'est pas accoutumé à rencontrer dans notre littérature, il conduit par une méthode de rigoureuse analyse aux plus hautes questions de philosophie médicale, excluant tout système, apprenant à aimer mieux la vérité, même de notre ignorance, que l'hypothèse.

Je ne crains pas de dire qu'il demeurera parmi les productions si remarquables de notre école moderne, une des plus originales, digne en tout de cet éminent esprit dont les vues lumineuses sur les problèmes les plus obscurs de l'art assurent à sa mémoire un renom impérissable.

TABLE DES MATIÈRES.

Paris. — A. PARENT, imp. de la Faculté de médecine. A. DAVY, successeur, 52, rue Madame, et rue Monsieur-le-Prince, 14.

DU MÊME AUTEUR :

La leucorrhée. Un volume in-8.

Éruptions, granulations et ulcérations des organes sexuels de la femme; traitement classique et thermal. Un volume in-8.

Paris. — A. Parent, imprimeur de la Faculté de médecine, A. Davy, successeur, 52, rue Madame et rue Monsieur-le-Prince, 14.

www.ingramcontent.com/pod-product-compliance
Ingram Content Group UK Ltd.
Pitfield, Milton Keynes, MK11 3LW, UK
UKHW012238240726
13966UKWH00003B/1153